Konstantin Ens

Kombinierte Registrierung und Segmentierung

VIEWEG+TEUBNER RESEARCH

Konstantin Ens

Kombinierte Registrierung und Segmentierung

VIEWEG+TEUBNER RESEARCH

Bibliografische Information der Deutschen Nationalbibliothek
Die Deutsche Nationalbibliothek verzeichnet diese Publikation in der
Deutschen Nationalbibliografie; detaillierte bibliografische Daten sind im Internet über
<http://dnb.d-nb.de> abrufbar.

Dissertation Universität zu Lübeck, 2010

1. Auflage 2011

Alle Rechte vorbehalten
© Vieweg+Teubner Verlag | Springer Fachmedien Wiesbaden GmbH 2011

Lektorat: Ute Wrasmann | Britta Göhrisch-Radmacher

Vieweg+Teubner Verlag ist eine Marke von Springer Fachmedien.
Springer Fachmedien ist Teil der Fachverlagsgruppe Springer Science+Business Media.
www.viewegteubner.de

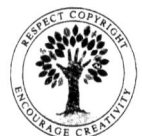

Das Werk einschließlich aller seiner Teile ist urheberrechtlich geschützt. Jede Verwertung außerhalb der engen Grenzen des Urheberrechtsgesetzes ist ohne Zustimmung des Verlags unzulässig und strafbar. Das gilt insbesondere für Vervielfältigungen, Übersetzungen, Mikroverfilmungen und die Einspeicherung und Verarbeitung in elektronischen Systemen.

Die Wiedergabe von Gebrauchsnamen, Handelsnamen, Warenbezeichnungen usw. in diesem Werk berechtigt auch ohne besondere Kennzeichnung nicht zu der Annahme, dass solche Namen im Sinne der Warenzeichen- und Markenschutz-Gesetzgebung als frei zu betrachten wären und daher von jedermann benutzt werden dürften.

Umschlaggestaltung: KünkelLopka Medienentwicklung, Heidelberg
Gedruckt auf säurefreiem und chlorfrei gebleichtem Papier
Printed in Germany

ISBN 978-3-8348-1466-1

Meinen Eltern

in Liebe und Dankbarkeit

Danksagung

An dieser Stelle möchte ich allen danken, die zum Gelingen dieser Arbeit beigetragen haben.

Mein besonderer Dank gilt Herrn Prof. Dr. Bernd Fischer für die Überlassung des Themas und seine freundliche Unterstützung und Kritik bei der Fertigstellung dieser Arbeit.

Des Weiteren möchte ich den Mitarbeitern des Instituts für Mathematik der Universität zu Lübeck für ihre freundliche Unterstützung und für ihre Mitwirkung danken.

Vielen Dank auch an die Mitarbeiter der Philips Forschung Hamburg, die die Durchführung dieser Arbeit unterstützt haben.

Für die sorgsame Durchsicht der Manuskripte danke ich Britta Göhrisch-Radmacher, Janine Olesch, May Oehler, Andreas Mang, Nils Papenberg und Stefan Heldmann.

Ich danke ferner allen meinen Freunden für ihre wertvollen Tipps und auch für die Ablenkung.

Besonderen Dank auch meinen Eltern, die mich motiviert und mir vertraut haben.

Schließlich danke ich meiner Frau für ihren treuen Beistand, ihr Verständnis und ihre Liebe.

Konstantin Ens

Inhaltsverzeichnis

Abbildungsverzeichnis — XIII

Tabellenverzeichnis — XV

1 Einführung — 1
  1.1 Motivation — 1
  1.2 Aufbau der Arbeit — 2
  1.3 Eigener Beitrag — 4

I Grundlagen — 7

2 Registrierung — 9
  2.1 Das Problem der Registrierung — 9
  2.2 Distanzmaße — 10
    2.2.1 Summe der Quadrate der Grauwertdifferenzen — 11
    2.2.2 Kreuzkorrelation — 11
    2.2.3 Mutual Information — 12
    2.2.4 Normalisiertes Gradientenfeld — 14
    2.2.5 Vergleich der vorgestellten Distanzmaße — 15
  2.3 Regularisierung der Registrierung — 16
    2.3.1 Implizit regularisierte Registrierung — 16
    2.3.2 Explizit regularisierte Registrierung — 19
  2.4 Minimierung — 22
    2.4.1 Gâteaux-Ableitung des Distanzmaßes — 23
    2.4.2 Gâteaux-Ableitung des Regularisierers — 23
    2.4.3 Euler-Lagrange-Gleichung — 24
  2.5 Approximation — 24
    2.5.1 Finite Differenzen — 25
    2.5.2 Diskretisierung der Euler-Lagrange Gleichung — 26
  2.6 Lösung des Registrierungsproblems — 27
    2.6.1 Fixpunktiteration — 27
    2.6.2 Verlauf des Algorithmus — 27

3 Segmentierung — 29
- 3.1 Problemstellung — 29
- 3.2 Interne Energie — 30
- 3.3 Externe Energie — 31
  - 3.3.1 Kantenbasierte Terme — 32
  - 3.3.2 Mumford-Shah Modell — 32
- 3.4 Level-Set Methoden — 35
  - 3.4.1 Einführung in die Level-Set Methoden — 35
  - 3.4.2 Approximation der Heaviside Funktion und des Dirac-Stoßes — 36
  - 3.4.3 Interne Energien in der Level-Set Darstellung — 37
  - 3.4.4 Externe Energien in der Level-Set Darstellung — 37
- 3.5 Multiphasen-Technik für die Segmentierung — 38
- 3.6 Minimierung — 40
  - 3.6.1 Gâteaux-Ableitung der externen Energie — 41
  - 3.6.2 Gâteaux-Ableitung der internen Energie — 42
  - 3.6.3 Euler-Lagrange-Gleichung — 42
- 3.7 Approximation — 43
- 3.8 Lösung des Segmentierungsproblems — 43
  - 3.8.1 Zeitschrittverfahren und AOS Schema — 43
  - 3.8.2 Verlauf des Algorithmus — 44

II Methoden — 45

4 Segistrierung — 47
- 4.1 Motivation — 47
  - 4.1.1 Nutzen für die Registrierung durch die Segmentierung — 47
  - 4.1.2 Nutzen für die Segmentierung durch die Registrierung — 48
- 4.2 Klassifizierung der Verfahren — 49
- 4.3 Gemeinsamer Rahmen — 50
- 4.4 Kommunikationsmaß der Segistrierung — 51
- 4.5 Segistrierung ohne Vorwissen — 52
  - 4.5.1 Anwendung der Variationsrechnung — 55
  - 4.5.2 Verlauf des Algorithmus — 56
- 4.6 Segistrierung mit gegebener Segmentierung des Templatebildes — 58
  - 4.6.1 Anwendung der Variationsrechnung — 59
  - 4.6.2 Verlauf des Algorithmus — 60
- 4.7 Segistrierung mit gegebener Segmentierung des Referenzbildes — 62
  - 4.7.1 Anwendung der Variationsrechnung — 63
  - 4.7.2 Verlauf des Algorithmus — 64

4.8 Zusammenfassung 65

5 Verbesserung der Verfahren durch die Informationen aus dem Verschiebungsfeld 67
5.1 Methodik 67
    5.1.1 Einführung 67
    5.1.2 Idee 71
5.2 Verbesserung der Segmentierung 72
    5.2.1 Algorithmus 72
    5.2.2 Akademisches Beispiel 73
    5.2.3 Reales Beispiel 77
5.3 Verbesserung der Registrierung 78
    5.3.1 Algorithmus 78
    5.3.2 Akademisches Beispiel 79
    5.3.3 Reales Beispiel 82
5.4 Zusammenfassung 84

6 Verbesserung der Symmetrie von Hirnaufnahmen entlang der Sagittalebene 87
6.1 Einführung 87
6.2 Methodik 88
    6.2.1 Idee 88
    6.2.2 Anwendung der Variationsrechnung 89
    6.2.3 Verlauf des Algorithmus 90
6.3 Beispiele und Ergebnisse 90
6.4 Zusammenfassung 92

III Ergebnisse 95

7 Validierungsrahmen 97
7.1 Erstellung der Testdaten 97
    7.1.1 Einführung 97
    7.1.2 Ziel 99
    7.1.3 Verwendete Daten 99
    7.1.4 Generierung der Grundwahrheit 101
    7.1.5 Extraktion des Gehirns aus einem 3D Datensatz 103
    7.1.6 Diskussion der erstellten Datensätze 103
7.2 Fehlermaße für die Validierung 106

8 Validierung der Methoden — 109
- 8.1 FFD-Testdaten 110
- 8.2 SPM-Testdaten 114

IV Zusammenfassung und Ausblick — 117

9 Zusammenfassung — 119

10 Ausblick — 121

V Anhang — 123

11 Werkzeuge aus der Stochastik — 125

12 Bildung der Kraft der Segistrierung — 129

13 Werkzeuge aus der Vektoranalysis — 133

14 In Verbindung mit der Arbeit entstandene Publikationen — 135

Literaturverzeichnis — 137

Abbildungsverzeichnis

2.1	Beispiel für schwach multimodale Datensätze.	12
2.2	Beispiel für nicht homogenisierte Datensätze.	13
2.3	Beispiel für stark multimodale Datensätze.	14
3.1	Beispiel für die Heaviside-Funktion und für den Dirac-Stoß.	37
4.1	Schematische Darstellung, wie Segmentierung von Registrierung profitieren kann.	48
4.2	Schematische Darstellung der Segistrierung ohne Vorwissen über die Segmentierung der Datensätze.	52
4.3	Schematische Darstellung der Segistrierung mit gegebener Segmentierung des Templatebildes.	58
4.4	Schematische Darstellung der Segistrierung mit gegebenem Vorwissen über die Segmentierung des Referenzbildes.	62
5.1	Beispiel für die Divergenz eines Verschiebungsfeldes.	69
5.2	Beispiel für Rotation eines Verschiebungsfeldes.	70
5.3	Akademisches Beispiel für Follow-Up-CT Untersuchung.	74
5.4	Divergenz des Verschiebungsfeldes nach der Registrierung.	74
5.5	Segmentierung des ersten Bildes und des zweiten Bildes.	75
5.6	Follow-Up-CT Brustkorbaufnahmen eines Patienten.	76
5.7	Segmentierung der Follow-Up-CT Brustkorbaufnahmen.	76
5.8	Beispiel für die während des Blending verwendeten Gewichtungsfunktionen.	80
5.9	(a) Referenzbild: gestrecktes Knie, (b) Templatebild: angewinkeltes Knie.	80
5.10	Rotation des Verschiebungsfeldes	81
5.11	(a) segmentiertes Referenzbild, (b) segmentiertes Templatebild.	81
5.12	Transformiertes Templatebild.	82
5.13	Ergebnis der Registrierung.	83
5.14	Rotation des Verschiebungsfeldes.	83
5.15	(a) Segmentierung des Referenzbildes, (b) Segmentierung des Templatebildes.	84

6.1	Ausschnitte aus einem 3D MR Volumen vor und nach der Transformation.	92
6.2	Abweichung der detektierten Trennfläche von einer Ebene.	93
6.3	Drei Schnitte aus dem ICBM Atlas entlang der Transversalebene.	94
6.4	Drei Schnitte aus dem ICBM Atlas nach Verbesserung der Symmetrie.	94
7.1	Sagitale Schnitte verschiedene Datensätze.	100
7.2	Schematische Darstellung des vorgestellten Verfahrens für die Generierung einer Datenbank mit Grundwahrheiten.	102
7.3	Darstellung einiger künstlich generierter Datensätze.	104
7.4	Segmentierung der synthetisch generierten MR Bilder.	105
8.1	Verteilungen von Registrierung- und Segmentierungfehlern.	110
8.2	Qualitativer Vergleich der Verschiebungsfelder.	111
8.3	Verteilungen von Registrierung- und Segmentierungfehlern.	114
8.4	Vergleich der Verschiebungsfelder.	115

Tabellenverzeichnis

2.1	Ein Überblick über die Eigenschaften der vorgestellten Distanzmaße.	16
2.2	Ein Überblick über die vorgestellten Regularisierer.	21
2.3	Algorithmus für die Registrierung.	28
3.1	Algorithmus für die Segmentierung.	44
4.1	Algorithmus für die Segistrierung ohne Vorwissen.	57
4.2	Algorithmus für die Segistrierung mit gegebener Segmentierung des Templatebildes.	61
4.3	Algorithmus für die Segistrierung mit gegebener Segmentierung des Referenzbildes.	64
5.1	Algorithmus mit dem Informationen aus der Bildregistrierung extrahiert werden können, um dadurch eine Segmentierung des Datensatzes zu erzeugen.	72
5.2	Algorithmus für die Verbesserung der Registrierung.	78
6.1	Algorithmus für die Verbesserung der Symmetrie von Hirnaufnahmen.	90
6.2	Auswertung des Symmetriemaßes.	91
6.3	Auswertung des Intensitätsmaßes.	92

1 Einführung

Diese Arbeit ist innerhalb einer Kooperation zwischen der an der Universität zu Lübeck tätigen Forschungsgruppe „SAFIR" (Solutions and Algorithms for Image Registration) und der Gruppe Digital Imaging aus den Forschungslaboratorien der Firma Philips in Hamburg entstanden. Die enge Kommunikation zwischen den beiden Forschungseinrichtungen hat sowohl die praktische Relevanz als auch den theoretischen Beitrag der vorliegenden Arbeit positiv beeinflusst.

Die Einführung in das Themenfeld der Arbeit ist wie folgt gegliedert: Als Erstes wird die Motivation und die Zielsetzung der Arbeit beschrieben, dann der Aufbau der Arbeit skizziert und zuletzt die in die Arbeit geflossenen Beiträge herausgearbeitet.

1.1 Motivation

Die Segmentierung und die Bildregistrierung sind zwei zentrale Gebiete der modernen medizinischen Bildverarbeitung. Ihre Entwicklung wird massiv vorangetrieben und ist wahrscheinlich noch lange nicht abgeschlossen. Die vorliegende Arbeit beschäftigt sich mit der Möglichkeiten, Registrierungs- und Segmentierungsansätze miteinander zu verbinden. Neben der Beschreibung des theoretischen Rahmens für eine derartige Kombination der Methoden wird eine Klassifikation der Verfahren vorgenommen. Weitere neue Möglichkeiten, die Registrierung und die Segmentierung zu verbessern, werden vorgeschlagen. Ein Vergleich der Verfahren schließt die vorliegende Arbeit ab.

Bei der Bildsegmentierung wird ein Datensatz betrachtet. Es kommt darauf an, die für den Anwender wichtigen Bereiche zu extrahieren. Die Aufgabe der Segmentierung ist nicht einfach und kann in verschiedenen Fällen zusätzlich erschwert sein. Einige derartige Probleme werden hier aufgelistet: Der zu segmentierende Datensatz kann aus verschiedenen Gründen unvollständig sein. Es besteht die Möglichkeit, dass im Datensatz Strukturen zu sehen sind, die der Anwender nicht berücksichtigt hat. Die Umkehrung ist auch möglich, d.h. die Strukturen, die erwartet werden, fehlen im zu segmentierenden Datensatz. Relativ häufig kommt es auch vor, dass die Grenze zwischen unterschiedlichen Strukturen so wenig ausgeprägt ist, dass sie nicht eindeutig identifiziert werden kann. Des Weiteren kann es vorkommen, dass der zu segmentierende Datensatz durch Bildgebungs- bzw. Bildverarbeitungsartefakte verzerrt ist. Die aufgelisteten Szenarien können die Segmentierung nicht nur schwer sondern sogar unmöglich machen. In solchen Fällen ist es vorteilhaft, in die Segmentierung zusätzliches Wissen über die zu bearbeitende Datensätze zu integrieren, um dadurch die Schwierigkeiten ausgleichen zu können.

Bei der Bildregistrierung werden zwei Datensätze betrachtet. Das Ziel der Registrierung ist es, eine Transformation zu finden, mit welcher die korrespondierenden Strukturen der beiden Datensätze aufeinander abgebildet werden können. Die Aufgabe der Registrierung ist ebenfalls nicht leicht. Alle oben aufgelisteten Fälle, die die Segmentierung zusätzlich erschweren, haben auch auf die Registrierungsverfahren einen negativen Einfluss. Auch in der Registrierung verspricht man sich durch die Integration von zusätzlichem Wissen bessere Ergebnisse zu erzielen.

Gegenstand der vorliegenden Arbeit ist es, die Möglichkeiten zur Verbesserung von Registrierungs- und Segmentierungsansätzen zu untersuchen. Die Verbesserungen können durch die Integration vom zusätzlichen Wissen erreicht werden. Eine Möglichkeit, zusätzlichen Informationen zu integrieren, besteht in der Kombination von Verfahren. Mit solcher Kombination können die Schwierigkeiten eines Verfahrens mit dem Wissen aus dem anderen Verfahren ausgeglichen werden. Eine weitere in dieser Arbeit vorgestellte Möglichkeit greift nach aus einer Registrierung extrahierten Informationen, um dadurch die Segmentierung bzw. den nächsten Schritt der Registrierung zu verbessern. Zuletzt wird eine Möglichkeit gezeigt, wie durch die Kombination von einzelnen Bausteinen der Verfahren bis dahin ungelöste Probleme gelöst werden können.

Im Weiteren werden Verfahren, in denen die Registrierungs- und die Segmenierungsmethoden miteinander kombiniert sind, als *Segistrierung* (SEGmentierung + regISTRIERUNG) bezeichnet. Der Name Segistrierung wurde von Herrn Dr. Ingwer Carlsen aus den Philips Forschungslaboratorien in Hamburg in einer internen Veröffentlichung eingeführt. Diese Bezeichnung hat sich in der Bildverarbeitungsgemeinschaft noch nicht gemein durchgesetzt, gewinnt aber immer mehr an Verbreitung (vgl. dazu z.B. [IBI09]).

1.2 Aufbau der Arbeit

Die vorliegende Arbeit gliedert sich in vier Teile. Im ersten, einführenden Teil werden die verwendeten Grundlagen skizziert. Es wird mit dem Konzept „Bild" be-

1.2 Aufbau der Arbeit

gonnen. Anschließend folgt der theoretische Unterbau der Registrierung. Es werden unterschiedliche Ähnlichkeitsmaße und Regularisierer vorgestellt und auf eine Anwendbarkeit für unsere Aufgabenstellung hin untersucht. Nachfolgend wird ein Überblick über die Minimierung des Registrierungsproblems mit Hilfe der Variationsrechung, dessen Approximation durch finite Differenzen und die Lösung des Registrierungsproblems durch das Verfahren der Fixpunktiteration gegeben. Das letzte Kapitel des ersten Teils befasst sich mit der Segmentierung. Es wird eine Einführung in die Problemstellung geben, gefolgt von der Beschreibung der internen und externen Energien. Da das Segmentierungsverfahren in einer Level-Set-Formulierung dargestellt wird, wird eine Enführung in dieses Themenfeld gegeben. Weiter wird die für die Aufgabenstellung besonders geeignete Multiphasen-Technik der Segmentierung eingeführt. Die Minimierung, Approximation und die Lösung des Segmentierungsproblems schließen diesen Teil ab.

Der zweite methodische Teil der Arbeit besteht aus drei Kapiteln. Zuerst wird ein Ansatz vorgestellt bei dem die Registrierungs- und Segmentierungsverfahren in einem Funktional miteinander auf verschiedenen Weise kombiniert werden. Aufbauend auf diesem Segmentierungsfunktional wird eine Klassifizierung der Verfahren eingeführt. Diese Klassifizierung basiert auf dem in der Registrierung verwendetem Wissen über die Datensätze. Des Weiteren werden die unterschiedlichen Klassen der Segmentierung einzeln betrachtet. Es wird die Ableitung der einzelnen Klassen aus dem gemeinsamen Funktional gezeigt. Die aus der Literatur bekannten Segistrierungsverfahren werden in diese Klassifizierung integriert. Die algorithmische Umsetzung der einzelnen Klassen wird aufgezeigt. Die Verfahren sind dabei in einer modularen Form entwickelt, so dass verschiedene Registrierungs- und Segmentierungsmethoden ausgetauscht und(oder) konfiguriert werden können. Dadurch soll ein möglichst großes Spektrum an Verwendungsmöglichkeiten und Applikationen abgedeckt werden.

Das zweite Kapitel des methodischen Teils befasst sich mit einer Idee, wie die Informationen aus einer Registrierung extrahiert werden können, um die Weiterverarbeitung von Bildern zu verbessern. Hier wird auf Werkzeuge der Vektoranalysis zurückgegriffen, um das Transformationsfeld der Registrierung deuten zu können. Die vorgestellte Idee wird mit Algorithmen umgesetzt, in denen die so erhaltenen Informationen für die Verbesserung der Registrierung und für die Segmentierung genutzt werden können. Die vorgestellten Algorithmen beinhalten eine sequentielle Schaltung von Segmentierungs- und Registrierungsmethoden und sind damit für das im Rahmen dieser Arbeit untersuchte Thema von zentraler Bedeutung. Die Verfahren werden mit praxisrelevanten Beispielen evaluiert.

Das dritte und letzte Kapitel dieses Teils beschäftigt sich mit einem bis dahin ungelösten Problem aus der Neurologie und stellt einen Algorithmus für die Verbesserung der Symmetrie von Hirnaufnahmen entlang der Sagittalebene vor. Der beschriebene Algorithmus nutzt gleichzeitig sowohl die Bausteine der Segmentierung (aktive Konturen und externe Energie), als auch der Registrierung (angepasste Kostenfunktion und Transformation), um ein Problem der Unsymmetrie zu lösen. Die Wirkungsweise des Algorithmus wird am Ende des Kapitels mit einem ausführlich dargestellten Beispiel und mit einer auf 50 Datensätzen basierenden Evaluierung untermauert.

Die Validierung von Registrierungsmethoden ist eine schwierige Aufgabe, weil die Grundwahrheiten gewöhnlich unbekannt sind. Im Rahmen dieser Arbeit wurde ein spezielles Framework geschaffen, mit dessen Hilfe synthetische Grudwahrheiten für die Validierung, basierend auf realen Datensätzen, erzeugt werden können. Hier wurden für die Generierung der Grundwahrheiten Datensätze, die aus den Problemstellungen der Demenzforschung bekannt sind, verwendet. Im dritten Teil der Arbeit wird dieses Validierungsframework definiert, die verwendeten Fehlermaße vorgestellt und die Ergebnisse der Validierung von Segmentierungsmethoden zusammengefasst.

Das vorliegende Werk schließt im vierten Teil mit einer Diskussion der vorgestellten Verfahren und liefert einen Ausblick für zukünftige Arbeiten.

1.3 Eigener Beitrag

In diesem Abschnitt werden die in der Arbeit eingeflossenen eigenen Beiträge herausgearbeitet. Die Reihenfolge ist chronologisch.

Ein gemeinsamer Rahmen für die Segistrierung: Im Abschnitt 4.3 wird ein allgemein gültiges Framework für die Segistrierung eingeführt. Der vorgestellte Rahmen erweist sich in den folgenden Punkten als nützlich:

- Alle bekannten Segistrierungsmethoden sind damit ausdrückbar, was eine Vergleichbarkeit der Verfahren ermöglicht.
- Der Rahmen ist modular aufgebaut, so dass die einzelnen Module je nach Anwendung intuitiv eingesetzt werden können. Das Distanzmaß, der Regularisierer und die Energien der Segmentierung können ohne Veränderung des Rahmens ausgetauscht werden.

Dieser Rahmen ist erstmalig publiziert in [EvBK$^+$08].

1.3 Eigener Beitrag

Eine Klassifizierung der Segistrierung: Im Abschnitt 4.2 wird eine Klassifizierung der Segistrierungsmethoden eingeführt. Diese Klassifizierung erweist sich in folgenden Punkten als hilfreich: Einerseits können durch die vorgestellte Klassifizierung die Kombinations- und Kommunikationsarten der Verfahren ausgedrückt werden. Andererseits kann dadurch die Art des in den einzelnen Klassen benutzten Vorwissens beschrieben werden, was wiederum die Wahl der Segistrierungsmethode für die vorgegebene Problemstellung erleichtert. Die vorgestellte Klassifizierung ist ebenfalls in [EvBK$^+$08] publiziert.

Ein Kommunikationsmaß für die Segistrierung: Um die Zusammenführung zwischen der Registrierung und der Segmentierung zu verbessern, wird im Abschnitt 4.6.2 ein neues Kommunikationsmaß für die Segistrierung eingeführt. Dieses Kommunikationsmaß wurde mit dem einzigen mir bekannten bisher in der Literatur beschriebenen verglichen. Durch das neue Kommunikationsmaß wurde das Konvergenzverhalten der Segistrierungsverfahren deutlich verbessert, wodurch vergleichbare Ergebnisse in weniger Schritten und damit kürzerer Rechenzeit erzielt werden. Das Kommunikationsmaß ist publiziert in [EvBK$^+$07, EvBF08].

Die Methode für die Verbesserung der Registrierung und der Segmentierung: In Abschnitt 5 wird eine Idee vorgestellt, wie Informationen aus einer Registrierung extrahiert werden können, um dadurch die Segmentierung der Datensätze und/oder den nächsten Schritt der Registrierung zu verbessern. Beide Möglichkeiten werden mit einem Algorithmus sowie mit akademischen und medizinischen Beispielen illustriert. Die erste Publikation dieses Verfahrens erfolgte in [EHMF09].

Ein Algorithmus für die Erstellung der Validierungsrahmen: Im Rahmen dieser Arbeit wird ein neuer Ansatz vorgestellt, wie die für die Validierung der Registrierung geeigneten Grundwahrheiten erzeugt werden können. Die Grundwahrheiten sind so erstellt, dass sie auch aus anatomischer Sicht vernünftig sind. Dadurch zeichnet sich im Speziellen eine praktische Relevanz dieses Verfahrens ab. Diese Arbeit ist in [EWY$^+$09] publiziert.

Ein Algorithmus für die Verbesserung der Symmetrie von Hirnaufnahmen entlang der Sagittalebene: Eine Symmetrie der Hirnaufnahmen entlang der Sagittalebene ist für eine Reihe neurologischer Anwendungen vorteilhaft. Im Rahmen dieser Arbeit wurde ein neuartiger Algorithmus entwickelt, mit dessen Hilfe die Symmetrie von Hirnaufnahmen entlang der Sagittalebene verbessert werden kann. Dies geschieht unter Verwendung von aktiven Konturen, die mit Hilfe einer neuartigen Kostenfunktion gesteuert werden. Diese Arbeit ist erstmalig in [EWF09] präsentiert.

Teil I

Grundlagen

2 Registrierung

Bevor wir uns den eigentlichen Problemstellungen, die im Laufe dieser Arbeit gelöst werden sollen, widmen können, soll mit dem Begriff Bild eine Grundlage für weitere Definitionen geschaffen werden. Alle hier vorgestellten Verfahren nutzen als Eingabe kontinuierliche Funktionen, die wir im Weiteren als Bilder einführen (vgl. Definition 2.1). Wir beschränken uns im Rahmen dieser Arbeit auf Grauwertbilder. Der Übergang zu mehrkanaligen Bildern ist durch die Beschreibung einzelner Kanäle als eigenständige Funktionen einer räumlichen Variablen möglich.

Definition 2.1 (Kontinuierliches Bild) Sei $d \in \mathbb{N}$ die Bilddimension, $\Omega \subset \mathbb{R}^d$ ein Gebiet und $G \subset \mathbb{R}$ die Menge der Grauwerte. Die Abbildung

$$I : \Omega \to G$$

heißt *kontinuierliches Bild*, falls Folgendes gilt:

1. I besitzt einen kompakten Träger,
2. $\forall x \in \Omega, \ 0 \leq I(x) < \infty$ und
3. $\int_{\Omega} (I(x))^k \, dx$ ist endlich, für $k \in \mathbb{N}$.

Kontinuierliche Bilder werden im Weiteren auch als *Bilder* oder als *Datensätze* bezeichnet. Die Bilder stellen eine Verteilung der Grauwerte in einem beschränkten Bereich dar. Wir befassen uns in dieser Arbeit nur mit Bildern der Dimension d gleich zwei und drei.

2.1 Das Problem der Registrierung

In diesem Abschnitt wird die Registrierung vorgestellt. Beim Registrierungsproblem werden zwei Bilder betrachtet. Eines der Bilder wird im Weiteren Referenzbild genannt und mit R bezeichnet. Das zweite Bild wird Templatebild genannt und mit T bezeichnet. Das Ziel der Registrierung ist es, eine Abbildung[1] $y : \Omega \to \mathbb{R}^d$, zu

---
[1] Diese Abbildung wird im Weiteren auch als Verrückungsfunktion, Verschiebungsfunktion oder Transformation bezeichnet.

finden, die das Templatebild so deformiert, dass dieses dem Referenzbild möglichst ähnlich wird. Das transformierte Templatebild wird im Weiteren als

$$T_y(x) := T \circ y(x) = T\left(y(x)\right) \quad (2.1)$$

bezeichnet. Das vorgestellte Problem der Registrierung kann mathematisch als eine Minimierungsaufgabe formuliert werden:

$$J[R,T;y] \xrightarrow{y} \min. \quad (2.2)$$

In Gleichung (2.2) ist die Ähnlichkeit zwischen den beiden Bildern in dem Funktional J integriert. In der Praxis werden die Bilder mit Hilfe eines Distanzmaßes verglichen. Eine Auswahl an Distanzmaßen wird im nächsten Abschnitt vorgestellt.

Zwei weitere Faktoren des Registrierungsroblems sollen noch berücksichtigt werden. Erstens will man bei der Lösung nicht alle Transformationen zulassen, sondern nur Transformationen mit bestimmten Eigenschaften oder Einschränkungen. Zu solchen Eigenschaften gehören beispielsweise die Rigidität oder Elastizität der Verschiebungsfunktion. Zweitens ist es gewollt, das Registrierungsproblem als ein gut gestelltes Problem im Sinne von Hadamard (vgl. [Had23]) zu formulieren. Wie die beiden Faktoren berücksichtigt werden, wird in den Unterkapiteln 2.3.1 und 2.3.2 erklärt.

2.2 Distanzmaße

Distanzmaße drücken, wie oben angesprochen, die Ähnlichkeit zweier Bilder aus. Im Rahmen dieser Arbeit werden auf der Summe der Quadrate der Grauwertdifferenzen (vgl. Unterkapitel 2.2.1), auf Kreuzkorrelation (vgl. 2.2.2), auf Mutual Information (vgl. 2.2.3) und auf dem normalisierten Gradientenfeld (vgl. Unterkapitel 2.2.4) basierende Distanzmaße kurz vorgestellt.

Es werden die folgenden Begrifflichkeiten definiert. Die Bilder, die vom gleichen Sensor, bzw. von Sensoren deren Aufnahmewertverteilung normalisiert wurden, werden im Weiteren als *monomodal* bezeichnet. Die Bilder, die mit gleichem Aufnahmeverfahren jedoch von unterschiedlichen Sensoren aufgenommen wurden, werden als *nicht homogenisierte* Bilder genannt. Ein Beispiel dafür ist in Abbildung (2.2) dargestellt. Bilder, die aus unterschiedlichen Aufnahmeverfahren kommen, heißen in dieser Arbeit *multimodal*. Des Weiteren wird zwischen stark multimodalen und schwach multimodalen Bildern unterschieden. Dabei ist es von Bedeutung, ob die Aufnahmeverfahren besonders sensitiv für Morphologie oder für Physiologie sind. Falls eines der Verfahren die Physiologie und das andere die Morphologie

2.2 Distanzmaße

als Zielapplikation vorweist, sind die damit aufgenommenen Bilder als *stark multimodal* zu bezeichnen. Die unterschiedliche Aussagekraft von stark multimodalen Bildern ist in Abbildung (2.3) illustriert. Falls die unterschiedlichen Verfahren eine ähnliche Zielapplikationen vorweisen, werden die damit aufgenommenen Bilder als *schwach multimodal* bezeichnet. Ein Beispiel dafür ist in Abbildung (2.1) zu finden.

2.2.1 Summe der Quadrate der Grauwertdifferenzen

Das wohl am besten untersuchte Distanzmaß der Bildregistrierung (vgl. [Bro92]) basiert auf der Summe der Quadrate der Grauwertdifferenzen (auch sum of squared differences oder kurz SSD genannt).

Definition 2.2 (Auf der Summe der Quadrate der Grauwertdifferenzen basierendes Distanzmaß)
Seien R und T zwei Bilder auf Ω. Die Abbildung

$$D^{SSD}[R,T] = \frac{1}{2} \int_\Omega (R(x) - T(x))^2 dx \qquad (2.3)$$

heißt *auf Summe der Quadrate der Grauwertdifferenzen basierendes Distanzmaß*.

Das auf der SSD basierende Distanzmaß vergleicht die Grauwerte der Bilder und ist gleich Null, wenn die Differenz zwischen beiden Bildern verschwindet. Deswegen ist es als Distanzmaß besonders für monomodale Bilder geeignet.

2.2.2 Kreuzkorrelation

Des Weiteren wird das auf der Kreuzkorrelation basierende Distanzmaß betrachtet. Es wird die von Gonzales und Woods in 1993 [GW93] eingeführte Definition benutzt. Die Standartabweichung, die Kovarianz und weitere Begriffe aus der Stochastik sind im Anhang definiert.

Definition 2.3 (Auf Kreuzkorrelation basierendes Distanzmaß)
Seien R und T zwei Bilder auf Ω mit Standardabweichungen $\sigma(R)$, $\sigma(T)$ und der Kovarianz der beiden Bilder $\text{Cov}(R,T)$. Die Abbildung

$$D^{CC}[R,T] = -\frac{(\text{Cov}(R,T))^2}{\sigma(R)\sigma(T)} \qquad (2.4)$$

heißt *auf Kreuzkorrelation basierendes Distanzmaß*.

Das auf Kreuzkorrelation basierende Distanzmaß vergleicht die Grauwerte in beiden Bildern und ist dann minimal, wenn es eine lineare Abhängigkeit zwischen den Grauwerten besteht. Ein Beweis dazu findet sich in [Hel07]. Das ist der Grund, warum die Kreuzkorrelation für den Vergleich von schwach multimodalen Bildern besonders geeignet ist. Ein Beispiel hierfür ist in Abbildung (2.1) zu finden. Auf den beiden Aufnahmen sehen wir gleiche morphologische Strukturen, die mit verschiedenen und oft komplementären Farben dargestellt sind. Hier ist D^{SSD} als Distanzmaß nicht anwendbar. Die Nutzung von D^{CC} ist dagegen möglich. Weitere Verwendung findet das auf Kreuzkorrelation basierende Distanzmaß bei der Registrierung von nicht homogenisierten Bildern. Ein Beispiel hierfür ist in Abbildung (2.2) dargestellt. Es handelt sich hierbei um zwei sagittale Schnitte aus Magnetresonanztomographie-Aufnahmen, die mit verschiedenen Sequenzen aufgenommen wurden. Die Grauwertverteilungen unterscheiden sich zwischen den Aufnahmen sehr stark, was die Verwendung von D^{CC} nicht negativ beeinflusst.

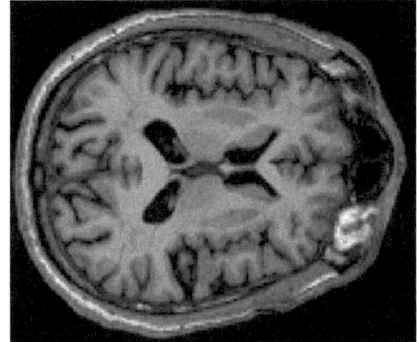 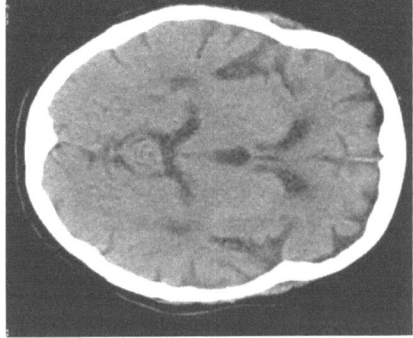

Abbildung 2.1: Ein Beispiel für schwach multimodale Datensätze. Magnetresonanztomographie (links) und Computertomographie (rechts) eines transversalen Schnittes des Kopfes. Die CT-Aufnahme wurde von der NR Imaging zur Verfügung gestellt. Der MR-Datensatz stamt aus der ADNI-Datenbank.

2.2.3 Mutual Information

Das Konzept von Mutual Information (MI) kommt aus der Informationstheorie und wurde im Kontext der multimodalen Registrierung durch Viola [VWI95] und Collignon [CMD$^+$95] in 1995 eingeführt. Eine ausführliche Beschreibung des Distanzmaßes findet sich in [Hel07] und [HV02].

2.2 Distanzmaße

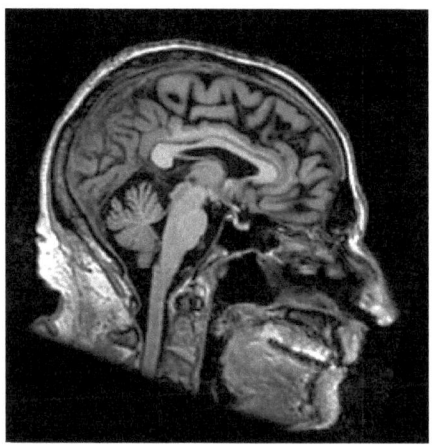 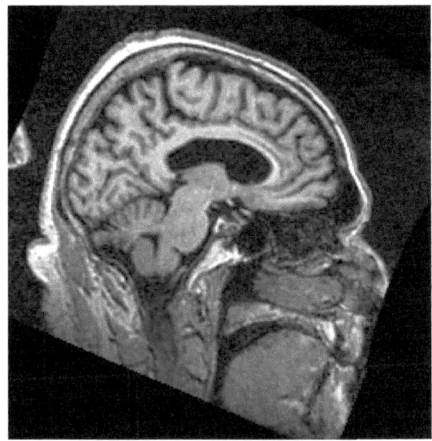

Abbildung 2.2: Ein Beispiel für nicht homogenisierte Datensätze. Die Datensätze sind der im Internet verfügbaren ADNI-Datenbank entnommen.

Definition 2.4 (Auf Mutual Information basierendes Distanzmaß)
Seien R und T zwei Bilder auf Ω mit den Grauwertverteilungsdichten p_R, p_T, sowie der Verbundverteilungsdichte der Grauwerte in beiden Bildern p_{RT}.
Das *auf Mutual Information basierende Distanzmaß* ist definiert durch

$$D^{MI}[R,T] = -\int_{\mathbb{R}^2} p_{RT}(r,t) \log\left(\frac{p_{RT}(r,t)}{p_R(r)p_T(t)}\right) dr\, dt. \qquad (2.5)$$

Es gelte dabei $\log(0) := 0$.

Die Grundidee der Mutual Information ist die Maximierung der sogenannten „Gemeinsamen Information" zweier Bilder. Mutual Information ist ein auf der relativen Verteilung der Grauwerte basierendes Distanzmaß. Weil in der D^{MI} die Grauwertverteilungen unabhängig von den Ortspositionen einzelner Werte verglichen werden, geht das Integral in Gleichung (2.5) über $\mathbb{R}^2$ und nicht über Ω.
Das auf Mutual Information basierende Distanzmaß ist maximal für ein gegebenes Bildpaar R und T, wenn die Bilder stochastisch unabhängig sind und ist entsprechend kleiner, wenn die stochastische Abhängigkeit des gegebenen Bildpaares sich vergrößert. Damit kann durch die Verwendung des auf der Mutual Information basierenden Distanzmaßes auch für stark multimodale Bilder ein vergleichbar gutes Ergebnis erhalten werden. Ein Beispiel für die stark multimodale Bilder ist in Abildung (2.3) dargestellt. Während die Positronen-Emissions-Tomographie-Aufnahme

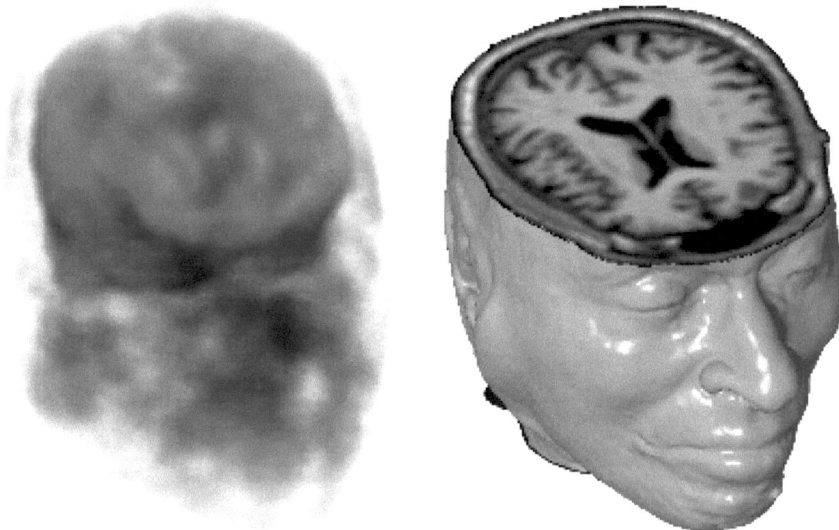

Abbildung 2.3: Ein Beispiel für stark multimodale Datensätze. Links ist eine 3D PET- und rechts eine 3D MRT-Aufnahme eines Patienten vor der Registrierung illustriert. Die PET-Aufnahme und die Haut in der MRT-Aufnahme wurden durch die Falschfarben dargestellt. Die Datensätze sind der ADNI-Datenbank entnommen. Auf die Abbildung kann in Farbe im OnlinePlus Programm unter „www.viewegteubner.de" und „Ens, Konstantin" zugegriffen werden.

(links) die Aktivität der Nervenzellen illustriert, zeigt die Magnetresonanztomographie-Aufnahme (rechts) die Morphologie des Gehirns. Die Registrierung der Datensätze mit D^{SSD}, oder D^{CC} als Distanzmaß würde sich für dieses Beispiel aus oben genannten Gründen als schwierig erweisen.

2.2.4 Normalisiertes Gradientenfeld

Das auf dem normalisierten Gradientenfeld (im Weiteren als NGF bezeichnet) basierende Distanzmaß wurde von Haber und Modersitzki eingeführt (vgl. [HM05, HM07b]).
Das NGF unterscheidet sich grundlegend von den schon vorgestellten Verfahren, indem es weder Grauwertdifferenzen noch Grauwertkorrespondenzen in beiden Bildern detektiert, sondern versucht, Korrespondenzen zwischen den Kanten der Bilder zu finden. Die Kanten kann man gut durch Gradienten detektieren. Die Ausrichtung

2.2 Distanzmaße

der Kanten in beiden Bildern zueinander wird durch das Skalarprodukt ausgedrückt. Um den Einfluss der Amplituden der Gradienten auf das Distanzmaß zu vermeiden, werden sie normiert.

Definition 2.5 (Auf dem normalisierten Gradientenfeld basierendes Distanzmaß) Seien R und T zwei Bilder auf Ω.
Die Abbildung

$$D^{NGF}[R,T] = \frac{1}{2}\int_\Omega \begin{cases} 0 \, dx & \text{wenn } \|\nabla T(x)\| \cdot \|\nabla R(x)\| = 0 \\ -\left(\frac{\langle \nabla R(x)\nabla T(x)\rangle}{\|\nabla R(x)\|\|\nabla T(x)\|}\right)^2 dx & \text{sonst} \end{cases} \quad (2.6)$$

heißt *auf dem normalisierten Gradientenfeld basierendes Distanzmaß*.

Das auf dem normalisierten Gradientenfeld basierende Distanzmaß ist für die Registrierung sowohl schwach multimodaler, als auch nicht homogenisierter und monomodaler Bilder geeignet.

2.2.5 Vergleich der vorgestellten Distanzmaße

Es wurden vier unterschiedliche in der Bildregistrierung verbreitete Distanzmaße definiert. Um zu zeigen, wo welches Distanzmaß am Besten zu verwenden ist, wird in der Tabelle 2.1 ein kurzer Vergleich der vorgestellten Distanzmaße durchgeführt. Dieser Überblick erhebt keinen Anspruch auf Vollständigkeit, sondern spricht nur für uns relevante Aspekte an, wie Modalität der Bilder, Verbreitung und numerische Realisierung. Für einen grundlegenderen und allgemeineren Vergleich der Distanzmaße wird dem Leser die Lektüre von z.B. [PWL+98, HV02] empfohlen. In der Tabelle 2.1 ist noch ein bisher nicht erwähnter Aspekt angesprochen und zwar die Verbreitung der Distanzmaße in der Registrierung von Kopf MR T1 Bildern. Die hier gemachten Angaben basieren auf den folgenden Übersichtsarbeiten [SZ98], [CDH+03] und [BFB+08].

In dieser Arbeit wollen wir die T1-MR-Aufnahmen, die von unterschiedlichen Sensoren (also nicht homogenisierte Bilder) kommen können, registrieren. Nach der Tabelle 2.1 sind für diese Aufgabe am besten die Distanzmaße D^{CC} und D^{NGF} geeignet. Bei fast allen zu dieser Arbeit relevanten Studien (eine entsprechende Übersicht findet sich in Teil III) wurde das auf Kreuzkorrelation basierende Distanzmaß verwendet. Aus diesem Grund werden in dieser Arbeit alle Berechnungen mit dem Maß D^{CC} durchgeführt. Die Distanzmaße D^{SSD}, D^{MI} und D^{NGF} sind ebenfalls in den entwickelten Algorithmen verfügbar.

	D^{SSD}	D^{CC}	D^{MI}	D^{NGF}
monomodale Bilder	gut	gut	gut	gut
nicht homogenisierte Bilder	bedingt	gut	gut	gut
schwach multimodale Bilder	schlecht	gut	gut	gut
stark multimodale Bilder	schlecht	schlecht	gut	bedingt
Verbreitung für Kopf T1-MR Bilder	wenig	stark	wenig	wenig

Tabelle 2.1: Ein Überblick über die Eigenschaften der vorgestellten Distanzmaße.

2.3 Regularisierung der Registrierung

Am Anfang dieses Kapitels wurde das Registrierungsproblem eingeführt. Dabei wurde darauf hingewiesen, dass wir einerseits das Registrierungsproblem stets als ein gutgestelltes Problem formulieren wollen. Andererseits werden von dem Verschiebungsfeld der Registrierung gewisse Zusatzeigenschaften gefordert. Beide besprochenen Punkte können durch die Regularisierung des Registrierungsproblems gelöst werden. Wir unterscheiden zwei Arten der Regularisierung, die im Weiteren implizite und explizite Regularisierung genannt werden. Die entsprechenden Registrierungsmethoden werden auch oft als parametrisch und nichtparametrisch bezeichnet. Beide Regularisierungsformen werden in den nächsten Abschnitten erläutert.

2.3.1 Implizit regularisierte Registrierung

Bei der impliziten Regularisierung wird als Minimierungsfunktional eines der im Kapitel 2.2 vorgestellten Distanzmaße verwendet. Die Lösungsmenge der Verschiebungsfunktion y wird dabei so begrenzt, dass nur „gutartige" Lösungen gefunden werden können. Die Begrenzung erfolgt durch die Parametrisierung des Verschie-

2.3 Regularisierung der Registrierung

bungsfeldes, d. h. die Transformation wird implizit durch wenige Parameter (Rotationswinkel, Translationsvektor, Skalierungs- und Scherungsfaktoren, Summe von Basispunkten) dargestellt. Das bringt sowohl Vor- als auch Nachteile mit sich. Ein wesentlicher Nachteil der Begrenzung des Suchraumes ist die Tatsache, dass dadurch oft nur eine gewisse Annäherung an die eigentlich gesuchte Transformation ermittelt werden kann. Vorteilhaft dagegen ist, dass die Berechnungskomplexität von implizit regularisierten Registrierungsverfahren deutlich niedriger ist, als von Ansätzen mit unbeschränktem Suchraum. Die implizit regularisierte Registrierung kann sowohl als ein Vorverarbeitungsschritt (Vorregistrierung), als auch als vollständiges Registrierungsverfahren benutzt werden.

Im Weiteren werden einige implizit regularisierte Verfahren vorgestellt, sowie deren Verwendung erläutert.

Rigide Registrierung

Definition 2.6 (Rigide Registrierung)
Die Minimierung von $D[R,T;y]$ mit der Verrückungsfunktion

$$y(x) = Ax + b, \text{ mit } A \in \mathbb{R}^{d \times d} \text{ und } b \in \mathbb{R}^d, \qquad (2.7)$$

heißt *rigide Registrierung*, falls gilt $A^\top A = I$ und $\det(A) = 1$.

Die Lösungsmenge der Verschiebungsfunktion ist hierbei durch den Translationsvektor b und durch die in der orthonormalen Matrix A integrierten Rotationswinkel parametrisiert. Somit besteht die Lösungsmenge für $d = 2$ aus 3 und für $d = 3$ aus 6 Parametern. Die rigide Registrierung kann besonders gut in den Studien, wo Positionsänderungen des Objektes im Raum zu erwarten sind, d.h. im Form- und Volumenänderungen können ausgeschlossen werden, als selbständiges Registrierungsverfahren verwendet werden. Des Weiteren kann man die rigide Registrierung als Vorverarbeitungsschritt verwenden. Z.B. in den Situationen, in denen keinen globalen Volumenänderungen vorkommen können.

Affine Registrierung

Diese Registrierungsart wird folgendermaßen definiert:

Definition 2.7 (Affine Registrierung)
Die Minimierung von $D[R,T;y]$ mit der Verrückungsfunktion

$$y(x) = Ax + b, \text{ mit } A \in \mathbb{R}^{d \times d} \text{ und } b \in \mathbb{R}^d, \qquad (2.8)$$

heißt *affine Registrierung*, falls $\det(A) \neq 0$.

Hier wird die Lösungsmenge der Transformation durch den Translationsvektor b, Rotationswinkel, sowie Skakierungs- und Scherungsfaktoren (in der Matrix A) parametrisiert. Somit ist die rigide Registrierung eine Untermenge der affinen Registrierung. Die Anzahl der Parameter, die die Lösungsmenge begrenzen, ist 6 für $d = 2$ und 12 für $d = 3$. Die affine Registrierung kann besonders gut in Studien, bei denen eine Positionsänderung und gleichmäßige globale Volumenänderungen des Objektes zu erwarten sind, sowohl als Vorregistrierung als auch als eigenständiges Registrierungsverfahren verwendet werden.

Auf Basisfunktionen basierende Registrierung

Es wird mit der Definition des Verfahrens begonnen:

Definition 2.8 (Auf Basisfunktionen basierende Registrierung)
Die Minimierung von $D[R,T;y]$ mit der Verrückungsfunktion

$$y(x) = \sum_{k=1}^{N} \alpha_k B_k(x), \qquad (2.9)$$

heißt *auf Basisfunktionen basierende Registrierung*, mit Basisfunktionen $B_k : \mathbb{R}^d \to \mathbb{R}^d$ und Parametern $\alpha_k \in \mathbb{R}^d$, $k = 1,2,\cdots,N$. Durch N wird die Anzahl der Basisfunktionen vorgegeben.

Diese Registrierungsart erfolgt durch die optimale Wahl der Parameter α_k für die Lösung des Registrierungsproblems.

In dieser Arbeit werden für die Erstellung von Testdaten zwei auf Basisfunktionen basierenden Registrierungsmethoden angewendet. Das erste Verfahren kommt aus der Computergrafik, wo es unter den Namen *free-form-deformation* oder abgekürzt *FFD* bekannt wurde. Die Methode basiert auf dem Tensorprodukt der kubischen B-Splines als Basisfunktionen und wurde zum ersten Mal von Rückert 1999 in der Bildregistrierung angewendet [RSH+99]. In dieser Arbeit sind zwei Implementierungen dieses Ansatzes benutzt worden. Eine Implementierung von Kabus 2004 [KNFM04] wurde für die Generierung von Testdaten angewendet. Die andere Implementierung von Rückert 1999 [RSH+99, DSR+99, SRQ+01] wurde für die Validierung als Testregistrierung eingesetzt. Die Gründe für die Verwendung beider Verfahren werden in den entsprechenden Kapiteln beschrieben.

Das andere parametrische Verfahren, das wir ebenfalls für die Generierung von Testdaten verwendet haben, wurde von Ashburner und Friston ebenso 1999 publiziert [AF99]. Diese Methode nutzt Kosinusfunktionen als Basisfunktionen. Das Verfahren ist als Teil der SPM-Toolbox besonders bekannt geworden.

2.3.2 Explizit regularisierte Registrierung

In diesem Kapitel beschriebene Ansätze sind durch die von Tikhonov eingeführte (vgl. [Tik63b] und [Tik63a]) Methode der Regularisierung realisiert. In diesem Fall wird zur Minimierungsaufgabe zusätzlich ein Regularisierungsterm (auch Glätter, oder engl. smoother) S mit geeigneten Eigenschaften eingeführt. Dadurch besteht das Registrierungsproblem aus zwei Termen: dem Distanzmaß und dem Glätter. Um den Wirkungsgrad zwischen Distanzmaß und Regularisierungsterm zu kontrollieren, wird ein Parameter α verwendet. Das Registrierungsproblem kann damit folgendermaßen als sogenanntes Tikhonov-Funktional definiert werden:

Definition 2.9 (Registrierungsproblem)
Gegeben sind zwei Bilder R und T, ein Distanzmaß D, ein Glätter S und ein Regularisierungsparameter $\alpha \in \mathbb{R}, \alpha > 0$.
Gesucht ist eine zweimal stetig differenzierbare Verrückungsfunktion y, so dass das Funktional

$$J_{\text{REG}}[R,T;y] := D[R,T;y] + \alpha S[y] \qquad (2.10)$$

minimiert wird.

Bevor drei gängigste Glätter der Bildregistrierung vorgestellt werden, führen wir die Funktion $y^{\text{kern}} : \mathbb{R}^d \to \mathbb{R}^d$ ein. Durch diese Funktion werden im Weiteren die Deformationen ausgedrückt, die durch einen Regularisierer nicht bestraft werden sollen, d. h. $S[y] = 0$ für $y = y^{\text{kern}}$. Ein typischer Kandidat ist $y^{\text{kern}} = x$.

In der folgenden Beschreibung der Glätter werden diverse Operatoren aus der Vektoranalysis verwendet. Deren Definitionen befinden sich im Anhang 13.

Diffusiver Regularisierer

Wir beginnen mit dem diffusiven Regularisierer, der von Fischer und Modersitzki [FM02] in die Bildregistrierung eingeführt wurde.

Definition 2.10 (Glätter der diffusiven Registrierung)
Sei y eine Verrückungsfunktion. Dann bezeichnet

$$S^{\text{dif}}[y] := \frac{1}{2} \sum_{i=1}^{d} \int_{\Omega} \|\nabla(y_i(x) - y_i^{\text{kern}}(x))\|^2 \, dx \qquad (2.11)$$

den *diffusiven Glätter*. Wobei mit ∇y_i der Gradient von y_i bezeichnet wird.

Der diffusive Regularisierer bestraft das Oszillieren der Verrückungsfunktion und hat somit keine physikalische Motivation im Bezug auf morphologische Bildgebung. Der Grund, warum dieser Regularisierer vergewendet wird, sind die davon abgeleiteten stabilen und vor allem schnellen Algorithmen für die Bildregistrierung (vgl. [FM02]).

Elastischer Regularisierer

In diesem Abschnitt wird der elastische Regularisierer beschrieben. Die Grundidee wurde zum ersten Mal von Broit 1981 [Bro81] vorgestellt.

Definition 2.11 (Glätter der elastischen Registrierung)
Sei y eine Verrückungsfunktion, des Weiteren sei $\text{div}(y)$ die Divergenz von y, $\lambda \in \mathbb{R}_0^+$ die Elastizitätskonstante und $\mu \in \mathbb{R}_0^+$ die Zähigkeitskonstante. Dann bezeichnet

$$S^{\text{elast}}[y] := \int_\Omega \frac{\mu}{4} \sum_{i,j=1}^{d} \left(\partial_{x_i}(y_j(x) - y_j^{\text{kern}}(x)) + \partial_{x_j}(y_i(x) - y_i^{\text{kern}}(x)) \right)^2 \\ + \frac{\lambda}{2} (\text{div}(y(x) - y^{\text{kern}}(x)))^2 \, dx \qquad (2.12)$$

den elastischen Glätter.

Der vorgestellte Regularisierer ist das lineare elastische Potential des Verrückungsfeldes. Es wird dabei gemessen, welche Kraft angewendet werden muss, um den Körper mit den durch μ und λ modellierten elastischen Eigenschaften zu verformen.

Krümmungsbasierter Regularisierer

Der krümmungsbasierte Regularisierer wurde zum ersten Mal von Fischer und Modersitzki 2003 [FM03b] vorgeschlagen.

Definition 2.12 (Glätter der krümmungsbasierten Registrierung)
Sei y eine Verrückungsfunktion, des Weiteren sei Δy_i der Laplace-Operator der i−ten Komponente des Verschiebungsfeldes. Dann bezeichnet

$$S^{\text{curv}}[y] := \frac{1}{2} \sum_{i=1}^{d} \int_\Omega \|\Delta(y_i(x) - y_i^{\text{kern}}(x))\|^2 \, dx \qquad (2.13)$$

den krümmungsbasierten Glätter.

2.3 Regularisierung der Registrierung

Dieser Regularisierungsterm basiert auf der Approximation der Krümmung des Verschiebungsfeldes. Die Motivation des Ansatzes ist es, nur nicht lineare Transformationen zu bestrafen. Da sich lineare Transformationen auf die zweite Ableitung des Transformationsfeldes nicht auswirken, wird hier als Regularisierer die Summe der zweiten Ableitungen des Verschiebungsfeldes benutzt. Die mit Hilfe des krümmungsbasierten Regularisierers erhaltene Lösung ist glatt.

Vergleich der Regularisierer

In diesem Kapitel wurden drei unterschiedliche Regularisierer vorgestellt. Um einen besseren Überblick zu verschaffen, erfolgt in der Tabelle 2.2 ein Vergleich der für uns relevanten Eigenschaften. Die von uns gemachten Angaben über die Verbreitung der Regularisierer basieren auf den folgenden Übersichtsarbeiten [SZ98], [CDH+03] und [BFB+08].

	S^{div}	S^{elast}	S^{curv}
Motivation	Bestrafung des Gradienten	das lineare elastische Potential	Bestrafung der Krümmungen
Physikalisches Modell	keines	vorhanden	keines
Parameter	keine	λ, μ	keine
Verbreitung Kopf T1-MR Bilder	stark	stark	mittel

Tabelle 2.2: Ein Überblick über die vorgestellten Regularisierer.

In dieser Arbeit werden die Ergebnisse mit einem elastischen Regularisierer evaluiert, weil dies der einzige Glätter ist, der auf einem physikalischen Modell basiert, das für die Aufgabenstellung angemessen ist. Der diffusive und der krümmungsbasierte Regularisierer sind jedoch im Framework miteingebaut und können bei weiteren Evaluierungen verwendet werden.

2.4 Minimierung

Unser nächstes Ziel ist, das Minimierungsproblem der Registrierung zu lösen. Eine analytische Lösung des Registrierungsproblems ist im Allgemeinen nicht möglich. Aus diesem Grund beschäftigen wir uns mit einer numerischen Lösung. Es existieren mehrere Möglichkeiten, das Problem numerisch zu lösen [Mod03]. In dieser Arbeit wird das Optimize-then-Discretize-Ansatz für die Lösung verwendet. Die von uns vorgestellte Klassifikation der Registrierung basiert auf der Regularisierung des Problems und unterscheidet eine implizite und eine explizite Klasse. Die Lösungen für beide Klassen werden getrennt betrachtet.

Das Lösungsverfahren der implizit regularisierten Registrierung basiert auf der direkten Minimierung des Distanzmaßes. Eine ausführliche Beschreibung, sowie mehrere Beispiele dazu sind z.B in [Mod03] auf Seiten 55 - 59 zu finden.

In der Definition 2.9 wurde die explizit regularisierte Registrierung eingeführt. Um das Registrierungsproblem in dieser Form zu lösen, nutzen wir die Euler-Lagrange-Differentialgleichung aus der Variationsrechnung. Die zugehörigen theoretischen Grundlagen, sind in der Literatur ausführlich erklärt und nicht Gegenstand dieser Arbeit. Sie können in Quellen, wie z.B. [Heu93, Eva02], nachgeschlagen werden. Im Weiteren wird nur eine kleine Skizze des Lösungsweges vorgestellt.

Die Idee dieser Methode besteht darin, dass wir zu einer angenommenen Lösung des Registrierungsproblems y eine ε-Umgebung $y_\varepsilon = y + \varepsilon \cdot v$ bilden, wobei $\varepsilon \in \mathbb{R}$, $\varepsilon \to 0$ gilt. Falls das differenzierbare Registrierungsfunktional tatsächlich in der Umgebung y_ε an der Stelle, wo $\varepsilon = 0$ ist, eine Minimumstelle besitzt, dann gilt die, auch als Gâteaux-Ableitung bekannte, notwendige Bedingung der Variationsrechnung

$$\left. \frac{d}{d\varepsilon} J(y_\varepsilon) \right|_{\varepsilon=0} = 0. \tag{2.14}$$

Wir erinnern uns, dass das vorgestellte Problem eine Summe aus einem Distanzmaß und einem Regularisierer ist. Wir wissen, dass die Ableitung einer Summe gleich die Summe der Ableitungen ist, das heißt, dass Folgendes gilt

$$\left. \frac{d}{d\varepsilon} D[R,T;y_\varepsilon] \right|_{\varepsilon=0} + \left. \frac{d}{d\varepsilon} \alpha S[y_\varepsilon] \right|_{\varepsilon=0} = 0. \tag{2.15}$$

In den nächsten Abschnitten werden die Gâteaux-Ableitungen des auf Kreuzkorrelation basierenden Distanzmaßes und des elastischen Regularisierers vorgestellt. Des Weiteren wird die Euler-Lagrange-Gleichung des Registrierungsproblem aufgestellt.

2.4 Minimierung

2.4.1 Gâteaux-Ableitung des Distanzmaßes

Es werden im nächsten Satz folgende Abkürzungen benutzt $T_y := T(y(x))$ und $R := R(x)$.

Satz 2.1 (Gâteaux-Ableitung des D^{CC})
Seien R und T zwei Bilder auf Ω mit $\sigma(R)$, $\sigma(T)$ Standardabweichung, $E(R)$ und $E(T)$ die Erwartungswerte und $\text{Cov}(R,T)$ die Kovarianz der beiden Bilder. Des Weiteren sei y eine Verschiebungsfunktion. Dann bezeichnet

$$\frac{d}{d\varepsilon} D[R,T;y_\varepsilon] = \int_\Omega f[x,y] \cdot v[x] \, dx \qquad (2.16)$$

die *Gâteaux- Ableitung des auf der Kreuzkorrelation basierenden Distanzmaßes*, wobei durch

$$f[x,y] = \left(\frac{(\text{Cov}(R,T_y))^2}{\sigma(R)(\sigma(T_y))^2} (T_y - E(T_y)) - \frac{\text{Cov}(R,T_y)}{\sigma(R)\sigma(T_y)} (R - E(R)) \right) \nabla T_y \qquad (2.17)$$

die *Kraft* definiert wird.

Beweis z.B. in [HV02].

Der Ausdruck für die Kraft des auf der Kreuzkorrelation basierenden Distanzmaßes ist in Bereichen, in denen die Grauwerte beider Bilder korrelieren, klein und in Bereichen ohne Korrelation der Grauwerte groß. Das wird durch den ersten Faktor kontrolliert. Der zweiter Faktor ist der Gradient des transformierten Templatebildes. Dadurch wird die Kraft nur an den Kanten im Templatebild ungleich Null.

2.4.2 Gâteaux-Ableitung des Regularisierers

Die Gâteaux-Ableitung des elastischen Regularisierers ist in [Mod03] ausführlich hergeleitet. In der Ableitung wird der sogenannte Navier-Lamé Operator benutzt.

Satz 2.2 (Gâteaux-Ableitung des elastischen Regularisierers)
Seien λ die Elastizitätskonstante und μ die Zähigkeitskonstante, weiter sei y eine Verrückungsfunktion. Dann stellt

$$\alpha \frac{d}{d\varepsilon} S[y_\varepsilon] = \alpha \int_\Omega \mathcal{A}[x,y] \cdot v[x] \, dx + \text{RI}[x,y] \qquad (2.18)$$

die Gâteaux-Ableitung des elastischen Regularisierers dar, wobei der lineare Differentialoperator

$$\mathcal{A}[x,y] = -(\mu\triangle y(x) + (\lambda+\mu)\nabla\mathrm{div}\, y(x)) \qquad (2.19)$$

Navier-Lamé-Operator heißt und

$$\mathrm{RI}[x,y] = \mu\int_{\partial\Omega}\sum_{j=1}^{d}v_j(x)\left\langle\nabla y_j(x)+\partial_{x_j}y(x),\,\vec{n}\right\rangle_{\mathbb{R}^d}dA + \lambda\int_{\partial\Omega}\mathrm{div}\, y(x)\left\langle v(x),\,\vec{n}\right\rangle_{\mathbb{R}^d}dA \qquad (2.20)$$

Randintegrale bezeichnet.

Beweis z.B. in [Mod03].

2.4.3 Euler-Lagrange-Gleichung

Aus den Gleichungen (2.15), (2.16) und (2.18) erhalten wir als notwendige Bedingung

$$\int_{\Omega}(f[x,y] + \alpha\mathcal{A}[x,y])v[x]\,dx + \mathrm{RI}[x,y] = 0 \qquad (2.21)$$

Des Weiteren werden die Randbedingungen so gewählt, dass $v(x) = 0$ für alle $x \in \partial\Omega$ gilt, wodurch die Randintegrale den Wert Null annehmen [Heu93]. Wir erinnern uns auch, dass der Ausdruck $\int_{\Omega}(f[x,y] + \alpha\mathcal{A}[x,y])v[x]\,dx$ den Wert Null für alle v aus der Lösungsmenge annehmen soll. Das gilt nur dann, wenn der Ausdruck $f[x,y] + \alpha\mathcal{A}[x,y]$ den Wert Null annimmt. Daraus läßt sich nach dem Variationslemma die Euler-Lagrange Gleichung des Registrierungsproblems aufstellen:

$$\alpha\mathcal{A}[x,y] = f[x,y] + \text{Randbedingungen}, \quad \text{für alle}\quad x \in \Omega \qquad (2.22)$$

Damit stellt die Gleichung (2.22) ein nichtlineares partielles Differentialgleichungssystem für y dar. Die Nichtlinearitäten sind in dem Ausdruck für Kraft $f[x,y]$ und damit in der rechten Seite des Differentialgleichungssystems vorhanden. Die nächsten Schritte, also die Diskretisierung und die Lösung des vorgestellten Differentialgleichungssystems, werden im nächsten Abschnitt betrachtet.

2.5 Approximation

In diesem Abschnitt werden zuerst die finiten Differenzen beschrieben. Ein Ansatz, der uns erlaubt, Ableitungen numerisch zu approximieren. Anschließend wird die

2.5 Approximation

Euler-Lagrange-Gleichung mit Hilfe der finiten Differenzen diskretisiert. Die Wahl der Diskretisierung ist durch zwei Tatsachen begründet. Erstens sind die benutzten Datensätze schon im Schema der finiten Differenzen gegeben. Zweitens sind die finiten Differenzen einfach numerisch zu realisieren.

2.5.1 Finite Differenzen

In der Literatur wird zwischen Vorwärts-, Rückwärts- und symmetrischen finiten Differenzen unterschieden. Im Rahmen dieser Arbeit werden die symmetrischen finiten Differenzen benutzt. Weitere Details können in [SK72] nachgeschlagen werden.

Die symmetrischen finiten Differenzen werden auf ein diskretes Bild I_d, dessen Gitterpunkte äquidistant mit Abstand $h = (h_1, h_2, \cdots, h_d)^\top$ abgetastet sind, angewendet. Die erste Ableitung wird in diesem Fall durch folgenden diskreten Differentialoperator realisiert

$$\partial_j^h I_d(i) := \frac{I_d(i + h_j e_j) - I_d(i - h_j e_j)}{2h_j}, \qquad (2.23)$$

wobei e_j der j-te Einheitsvektor ($j = 1,\ldots,d$) ist. Der Fehler, mit dem wir durch die dargestellte Approximation der Ableitung zu rechnen haben, ist für eine drei Mal differenzierbare Funktion f gleich $\partial_j f(i) - \partial_j^h f(i) = O(h_j^2)$. Der Beweis dafür wir mit Hilfe der Taylor- Entwicklung erbracht.

Die Differentialoperatoren für die Ableitungen zweiter Ordnung werden nach dem gleichen Prinzip wie die Ableitung erster Ordnung gebildet. Es wird zwischen zwei Möglichkeiten unterschieden. Im ersten Fall erfolgen beide Ableitungen in gleicher Richtung

$$\partial_j^h \partial_j^h I_d(i) := \frac{I_d(i + h_j e_j) - 2I_d(i) + I_d(i - h_j e_j)}{h_j^2}. \qquad (2.24)$$

Im zweiten Fall wird in die unterschiedliche Richtungen abgeleitet

$$\partial_j^h \partial_k^h I_d(i) := \left(\sum_{s_j \in \{-1,1\}} \sum_{s_k \in \{-1,1\}} s_j s_k I_d(i + s_j h_j e_j + s_k h_k e_k) \right) / 4h_j^2. \qquad (2.25)$$

Man beachte auch, dass gilt

$$\partial_j^h \partial_k^h I_d(i) = \partial_k^h \partial_j^h I_d(i). \qquad (2.26)$$

Die Approximationsqualität in den Formeln (2.23) und (2.24) hat in O−Notation gleiches Verhalten. Falls die Ableitungen in verschiedene Richtungen erfolgen, ist der Fehler für drei Mal differenzierbare Funktion f durch $\partial_j \partial_k f(i) - \partial_j^h \partial_k^h f(i) = O(h_j^2 + h_k^2)$ abschätzbar.

Die vorgestellten finiten Differenzen können durch diskrete Faltung realisiert werden. Die Beschreibungen dazu sind in der Literatur (siehe z.B. [Jäh97, Hab91, OS92]) zu finden.

2.5.2 Diskretisierung der Euler-Lagrange Gleichung

Der in der Formel 2.19 definierte Navier-Lamé Operator kann im 3D-Fall diskretisiert werden, indem die Ableitungen durch die diskreten Differentialoperatoren ersetzt werden:

$$\begin{aligned}
\mathtt{A}[y] &= \mu \triangle y + (\lambda + \mu) \nabla \mathrm{div}\, y \\
&= \begin{pmatrix} (\lambda + 2\mu)\partial_1^h \partial_1^h y_1 + \mu \partial_2^h \partial_2^h y_1 + \mu \partial_3^h \partial_3^h y_1 \\ \mu \partial_1^h \partial_1^h y_2 + (\lambda + 2\mu)\partial_2^h \partial_2^h y_2 + \mu \partial_3^h \partial_3^h y_2 \\ \mu \partial_1^h \partial_1^h y_3 + \mu \partial_2^h \partial_2^h y_3 + (\lambda + 2\mu)\partial_3^h \partial_3^h y_3 \end{pmatrix} \\
&\quad + (\lambda + \mu) \begin{pmatrix} \partial_1^h \partial_2^h y_2 + \partial_1^h \partial_3^h y_3 \\ \partial_1^h \partial_2^h y_1 + \partial_2^h \partial_3^h y_3 \\ \partial_1^h \partial_3^h y_1 + \partial_2^h \partial_3^h y_2 \end{pmatrix},
\end{aligned}$$

wobei y hier durch die Auswertung einer Transformation an einem diskreten Gitter gegeben ist.

Aus der Euler-Lagrange Gleichung ensteht somit ein diskretes Gleichungssystem $f[x,y] = \mathtt{A}[y]$, dessen Lösungsansatz im nächsten Abschnitt vorgestellt wird.

2.6 Lösung des Registrierungsproblems

Hier wird auf die Lösung des diskretisierten Registrierungsproblems eingegangen. Es wird ein dafür geeignetes iteratives Verfahren vorgestellt und der Verlauf des Algorithmus skizziert.

2.6.1 Fixpunktiteration

Um das vorgestellte Differentialgleichungssystem zu lösen, wird ein iteratives Verfahren verwendet. Ein möglicher Ansatz hierzu ist die Fixpunktiteration (vgl. z.B. [Sch97]).

Bei der Fixpunktiteration wird, ausgehend von einem geeigneten Startwert $y^{(0)}$ (falls nicht anders definiert $y^{(0)}(x) = x$) mit der Iterationsvorschrift

$$\mathtt{A}[y^{(k+1)}] = f\left(y^{(k)}\right), \quad k \in \mathbb{N}_0 \tag{2.27}$$

eine Folge von Näherungswerten berechnet, wobei k als Iterationszähler bezeichnet wird. Durch diesen Ansatz werden die Nichtlinearitäten in der Kraft f umgangen. Da in jedem Schritt f mit dem y aus dem vorherigen Schritt ausgewertet wird, bleibt das Gleichungssystem von den Nichtlinearitäten unbeeinflusst.

Die Iteration wird fortgesetzt, bis eines der Abbruchkriterien erfüllt ist. Die Wahl der Abbruchbedingungen ist in der Literatur ausführlich beschrieben. Eine der Quellen ist [GMW81].

2.6.2 Verlauf des Algorithmus

Für die numerische Lösung des Registrierungsproblems wird der in der Tabelle 2.3 dargestellten Verlauf des Algorithmus vorgeschlagen.

In dem hier vorgestellten Algorithmus sind zwei numerische Probleme zu lösen. Das erste Problem bezieht sich auf die Lösung des linearen Gleichungssystems. Das zweite Problem liegt in der Berechnung der Kraft. Da die beiden Probleme in der Literatur ausführlich erläutert sind, wird deren Beschreibung in dieser Arbeit kurz gefasst.

Das zu lösende lineare Gleichungssystem ist zu groß, um elementare Methoden wie das gaußsche Eliminationsverfahren anzuwenden. Aus diesem Grund nutzen wir für die Lösung die in [FM99] und [Mod03] beschriebenen Fourier-Techniken.

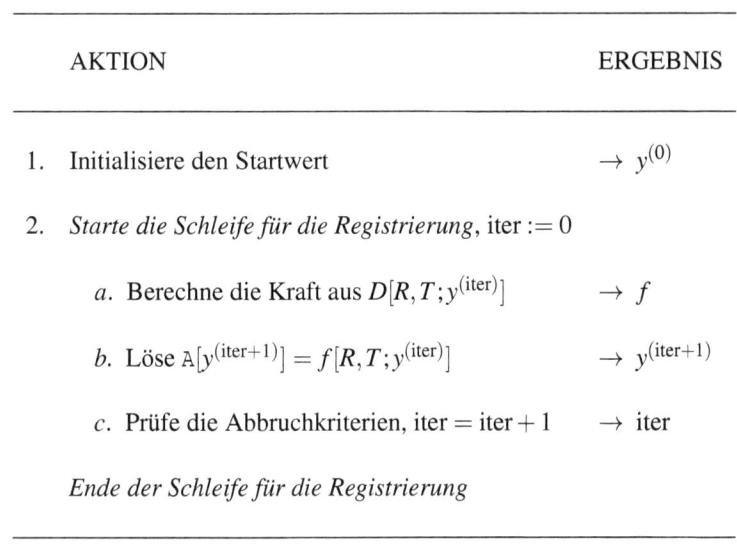

Tabelle 2.3: Algorithmus für die Registrierung.

Das zweite Problem liegt darin, dass die Gâteaux-Ableitung des Distanzmaßes von auf den Grauwerten basierenden stochastischen Größen abhängt. Dadurch wird hier gleichzeitig mit zwei Variablen gearbeitet. Die erste Variable ist die Verteilungsdichte eines Grauwertes $p(i)$ und die zweite ist die Ortsvariable x. Ein weiteres Problem bei der Berechnung der Kraft entsteht dadurch, dass die numerische Realisierung der dafür benötigen Intensitätsverteilung nur mit bestimmten Verfahren möglich ist. Wir haben uns in dieser Arbeit für sogenannte Parzen-Window-Technik [Par62] entschieden und sind bei der Implementierung und Parameterwahl der Arbeit von Hermosillo Valadez [HV02] nachgegangen.

3 Segmentierung

In diesem Kapitel befassen wir uns mit der Bildsegmentierung. Erst wird die Definition des Segmentierungsproblems eingeführt, gefolgt von der Vorstellung der einzelnen Terme des Segmentierungsfunktionals. Des Weiteren wird die Darstellung der Segmentierungskonturen mit der Hilfe von Level-Set-Funktionen eingeführt. Am Ende des Kapitels beschäftigen wir uns mit der Approximation und Lösung des Segmentierungsproblems.

3.1 Problemstellung

In der Segmentierung wird im Gegensatz zur Registrierung nur ein Bild betrachtet. Das Ziel der Bildsegmentierung ist die Aufteilung des Bildes in mehrere verschiedene Regionen, wobei jede dieser Regionen gewisse Informationen oder Eigenschaften besitzt. Eine derartige Region wird im Weiteren *Segment* genannt. Es gibt viele verschiedene Möglichkeiten ein Bild zu segmentieren. Ein guter Überblick kann in [GW93] gefunden werden. Im Rahmen dieser Arbeit beschäftigen wir uns ausschließlich mit sogenannten Energieverfahren. Das Bild wird dabei durch die Minimierung eines Energiefunktionals segmentiert. Das beschriebene Energiefunktional lässt sich durch seinen Aufbau besonders gut mit dem Funktional der Registrierung kombinieren. Das ist der Grund dafür, die im Rahmen dieser Arbeit benutzte Segmentierung, auf diesen speziellen Ansatz zu beschränken.

Die Aufteilung eines eindimensionalen Bildes kann durch Punkte, eines zweidimensionalen mit Konturen und eines dreidimensionalen mit Flächen erfolgen. Im Weiteren wird über die Dimension $\mathbb{R}^d$ gesprochen. Um Fallunterscheidungen zu vermeiden, werden die Funktionen, die das Bild aufteilen, immer als Konturen bezeichnet. Jetzt können wir das Segmentierungsproblem formal definieren.

Definition 3.1 (Segmentierungsproblem)
Gegeben ist ein Bild I, Regularisierungsparameter $\alpha_S \in \mathbb{R}^+$, eine externe Energie E_{Ext} und eine interne Energie E_{Int}. Gesucht wird eine stetig differenzierbare Kontur $C : [0,1] \to \mathbb{R}^d$, so dass das Funktional

$$J_{\text{SEG}}[I;C] := E_{\text{Ext}}[I;C] + \alpha_S E_{\text{Int}}[C] \tag{3.1}$$

minimiert wird.

Das Funktional der Bildsegmentierung wird durch die Evaluation (Bewegung) der Kontur minimiert. Das ist der Grund, warum solche Konturen in vielen Quellen als *aktive Konturen* bezeichnet werden. Wie in der Definition 3.1 eingeführt, wird im weiteren Verlauf der Arbeit angenommen, dass die Kontur C stetig differenzierbar ist (falls nicht anders definiert).

Genau wie das Registrierungsfunktional besteht auch das Segmentierungsfunktional aus zwei Summanden, die üblicherweise als Energien bezeichnet werden. In diesem Sinne stellt die Gleichung (3.1) eine Zusammenführung zweier Systeme dar. Durch die Evaluation der Kontur gleicht sich die eventuell vorhandene Energiedifferenz beider Systeme aus. Interessant ist auch die Namensgebung der beiden Energien. Die interne Energie heißt so, weil sie auf Eigenschaften der Kontur (vergleiche Unterkapitel 3.2) zurückführt. Sie ist, wie später gezeigt wird, mit dem Glätter der Registrierung vergleichbar. Die externe Energie benutzt für die Minimierung sowohl die Informationen aus der Kontur, als auch aus dem Bild. Daher kann man sie mit dem Distanzmaß der Bildregistrierung vergleichen.

Es steht eine Vielzahl von verschiedenen externen und internen Energien zur Verfügung. In den folgenden Kapiteln betrachten wir eine Auswahl von ihnen und prüfen, ob sie für unsere Problemstellung geeignet sind.

3.2 Interne Energie

In diesem Kapitel betrachten wir Terme, die als interne Energie benutzt werden können. Wie wir schon erwähnt haben, soll der Term, der für die interne Energie verwendet wird, die für Anwender wichtigen Eigenschaften der Kontur, bzw. Konturen ausdrücken können.

Es gibt mehrere Möglichkeiten die interne Energie der Kontur zu beschreiben. Eine der naheliegendsten erfolgt durch die Kontrolle über die Länge der Kontur.

Definition 3.2 (auf der Länge der Kontur basierende interne Energie)
Sei C eine Kontur. Dann bezeichnet

$$E_{\text{Int}}^{\text{length}}[C] := \int_0^1 |C(l)|\, dl \tag{3.2}$$

die *auf der Länge der Kontur basierende interne Energie*.

Eine weitere Eigenschaft der Kontur, die wir uns zu Nutze machen können, ist die durch die erste Ableitung der Kontur ausgedrückte Spannung.

3.3 Externe Energie

Definition 3.3 (auf der Spannung der Kontur basierende interne Energie)
Sei C eine differenzierbare Kontur. Dann bezeichnet

$$E_{\text{Int}}^{\text{tension}}[C] := \frac{1}{2} \int_0^1 |C'(l)|^2 \, dl \tag{3.3}$$

die *auf der Spannung der Kontur basierende interne Energie*.

Die zweite Ableitung der Kontur kann auch für die interne Energie ausgenutzt werden. Durch sie wird die Kontrolle über die Rigidität (bzw. die Krümmung) der Kontur erlangt.

Definition 3.4 (auf die Rigidität der Kontur basierende interne Energie)
Sei C eine zweimal differenzierbar Kontur. Dann bezeichnet

$$E_{\text{Int}}^{\text{rigidity}}[C] := \frac{1}{2} \int_0^1 |C''(l)|^2 \, dl \tag{3.4}$$

die *auf die Rigidität der Kontur basierende interne Energie*.

Manchmal wird auch eine gewichtete additive Kombination aus den verschiedenen vorgestellten Termen als interne Energie verwendet, je nachdem, welche Eigenschaften der Kontur für die Anwendung nützlicher sind. Zum Beispiel nutzt das von Kass, Withkin und Terzopolous in 1987 [KWT87] eingeführte Snake-Model eine Summe aus der Spannung (vgl. (3.3)) und der Rigidität (vgl. (3.4)) als interne Energie.

Später begrenzen wir uns auf die $E_{\text{Int}}^{\text{length}}[C]$ als interne Energie, weil der Kontur hier nicht stetig differenzierbar sein muss. Die anderen internen Energien wurden vorgestellt, damit ein Gefühl über die Möglichkeiten vermittelt wird.

3.3 Externe Energie

In diesem Abschnitt werden wir die externen Energien der Bildsegmentierung beschreiben. Wir beginnen mit den kantenbasierten Energien. Anschließend wird das auf der Grauwertverteilung basierende Mumford-Shah Modell vorgestellt.

3.3.1 Kantenbasierte Terme

Eine wichtige und verbreitete Gruppe der externen Energie bilden die kantenbasierten Terme, wie es z.B. in [KWT87] verwendet wird.

Definition 3.5 (Externe Energie des Snake-Modells)
Sei I ein Bild und C eine Kontur. Die Abbildung

$$E_{\text{Ext}}^{\text{snake}}[I;C] := -\frac{1}{2}\int_0^1 |\nabla I(C(l))|^2 \, dl \tag{3.5}$$

heißt die *externe Energie des Snake-Modells*.

Der Term nimmt den niedrigsten Wert an, wenn der Bildgradient maximal ist. Man kann damit gut starke Grauwertveränderungen in Bildern detektieren. Einer der Nachteile des Terms liegt darin, dass sein Wertebereich nach unten unbegrenzt ist, wodurch die Minimierung des Terms erschwert wird. Dieses Problem wurde 1990 durch das Model von Perona und Malik [PM90] korrigiert.

Definition 3.6 (Externe Energie des Perona-Malik-Modells)
Sei I ein Bild und C eine Kontur. Die Abbildung

$$E_{\text{Ext}}^{\text{PM}}[I;C] := \int_0^1 \frac{1}{1+|\nabla I(C(l))|^2} \, dl \tag{3.6}$$

heißt die *externe Energie des Perona-Malik-Modells*.

Die beiden vorgestellten Modelle haben zwei Nachteile. Erstens sind sie rauschanfällig und zweitens können damit nur die Objekte, die durch starke Grauwertveränderungen, d.h. durch Kanten, detektierbar sind, segmentiert werden.

3.3.2 Mumford-Shah Modell

In diesem Unterkapitel wird ein Term für die externe Energie vorgestellt, der robuster gegenüber Rauschen, als das bisher vorgestellte Verfahren ist.

Die Idee des Mumford Shah Funktionals

Im Jahr 1989 haben Mumford und Shah [MS89] ein Funktional vorgeschlagen, das großen Anklang in den Segmentierungskreisen gefunden hat [PXP00].

3.3 Externe Energie

Bevor wir mit der Definition des Mumford-Shah-Modells beginnen, sollen noch einzelne Bausteine des Funktionals besprochen werden. In dem eingeführten Modell wird das Paar (I^a, C) minimiert, wobei hier $K \subset \Omega$ eine Menge von Unstetigkeitsstellen im Bild I ist und I^a eine mit Hilfe von K erzeugte Approximation des Bildes I. Wie man K und I^a realisieren kann, wird in den folgenden Abschnitten besprochen. Des Weiteren benutzen Mumford und Shah zur Regularisierung des Funktionals einen speziellen Term aus der Maßtheorie und zwar das $(d-1)$-dimensionale Hausdorffmaß $\mathcal{H}^{(d-1)}(K)$ von K, wobei d die Dimension des Bildes ist. Das Hausdorffmaß dient zur Berechnung des Volumeninhalts und ist in [Fed69] ausführlich beschrieben.

Definition 3.7 (Mumford-Shah-Funktional)
Gegeben sind ein Bild I, eine Menge von Unstetigkeitsstellen K, eine Approximation des Bildes I^a und zwei Regularisierungsparameter α_{MS_1} und α_{MS_2}. Die Abbildung

$$J^{MS}[I; I^a, K] = \frac{1}{2} \int_{\Omega - K} (I - I^a)^2 dx + \frac{\alpha_{MS_1}}{2} \int_{\Omega - K} |\nabla I^a|^2 \, dx + \alpha_{MS_2} \mathcal{H}^{(d-1)}(K) \quad (3.7)$$

heißt *Mumford-Shah-Modell*.

Der erste Summand kontrolliert die Ähnlichkeit zwischen dem Bild und seiner Approximation. Der zweite Term ist ein Maß für die Glattheit der Approximation des Bildes.

Obwohl die Existenz des Minimums für das Mumford-Shah Funktional bewiesen wurde (vgl. dazu [AK02]), ist es nicht möglich, das Minimum analytisch zu berechnen, da das Hausdorffmaß bezüglich K nicht differenzierbar ist. Ein Ausweg aus dem beschriebenen Problem liegt in der Approximation des Mumford-Shah Funktionals. Es existieren eine Reihe von Verfahren, die versuchen, das Modell von Mumford und Shah zu approximieren (vergleiche dazu [ZY96, Sha96, SM97]). Ein guter Überblick über diese Arbeiten findet sich in [AK02]. Im Rahmen dieser Arbeit wird die Approximation durch T. Chan und L. Vese [CV99] verwendet.

Approximation des Mumford-Shah Funktionals durch T. Chan und L. Vese

Die durch T. Chan und L. Vese 1999 [CV99] vorgeschlagene Approximation basiert auf der Annahme, dass das Mumford-Shah Modell auf stückweise konstante Bilder angewendet wird, was in dieser Arbeit angenommen werden kann. In diesem Fall verschwindet der zweite Term aus der Gleichung (3.7). Die Menge der

Unstetigkeitsstellen K kann durch eine Konturmenge $C = \{C_1, C_2, \ldots, C_k\}$, $k \in \mathbb{N}$ approximiert werden. Des Weiteren wird das Hausdorffmaß von beiden Autoren auf eine Dimension reduziert, wodurch es die Länge der Konturen darstellt. Diese Reduktion entspricht den Zielen, die von einer Segmentierung im Rahmen dieser Arbeit verlangt werden, siehe Abschnitt 3.2. Das Mumford-Shah Funktional nimmt durch diese Veränderungen folgende Gestalt an:

$$J^{CV}[I; I^a, C] = \frac{1}{2} \int_{\Omega-C} (I - I^a)^2 dx + \alpha_{MS_2} \int_C dl. \qquad (3.8)$$

Eine weitere sehr wichtige Reduktion des Funktionals erfolgte durch die Annahme, dass I^a eine Funktion ist, die für eine Menge der Konturen C nur zwei Werte c_1 und c_0 annimmt und zwar nach folgendem Muster:

$$I^a := \begin{cases} c_1, & \text{Mittelwert von } I \text{ innerhalb von } C \\ c_0, & \text{Mittelwert von } I \text{ außerhalb von } C. \end{cases} \qquad (3.9)$$

Die Regionen des Bildes I, die innerhalb der Konturmenge C liegen, werden im Weiteren als in(C) genannt. Die Regionen außerhalb der Konturmenge C werden entsprechend die Bezeichnung out(C) tragen. Eine Möglichkeit, eindeutige Zurodnung von in(C) und out(C) zu garantieren, wird im nächsten Abschnitt vorgestellt. Nach diesem Schritt kann die Endform der Approximation des Mumford-Shah Funktionals durch Chan und Vese definiert werden.

Definition 3.8 (Chan-Vese-Approximation)
Gegeben sind ein Bild I, eine Konturmenge C, der Mittelwert c_1 des Bildbereiches in(C), der Mittelwert c_0 des Bildbereiches out(C), und zwei Regularisierungsparameter α_{MS_1} und α_{MS_2}. Die Abbildung

$$J^{CV}[I; c_1, c_0, C] = \frac{1}{2} \int_{\text{in}(C)} (I - c_1)^2 dx + \frac{1}{2} \int_{\text{out}(C)} (I - c_0)^2 dx + \alpha_{MS_2} \int_C dl. \qquad (3.10)$$

heißt die *Chan-Vese Approximation des Mumford-Shah Funktionals*.

Bei den in diesem Unterkapitel eingeführten Definitionen wurde ein folgender wichtiger Schritt gemacht. Während früher mit einer Kontur gearbeitet wurde, wird hier über eine Menge von Konturen gesprochen. Diese Unterscheidung spielt keine Rolle, falls wir eine implizite Darstellung für die Konturen benutzen. Die formale Definition dieser Methoden, sowie entsprechende Darstellungen der eingeführten Energien erfolgen im nächsten Abschnitt.

3.4 Level-Set Methoden

Bis jetzt wurde eine explizite Darstellung einer Kontur benutzt. Diese Darstellung hat mehrere Nachteile. Der Größe liegt darin, dass die topologischen Veränderungen (z.b. das Aufteilen und das Zusammenwachsen der Segmente) damit nicht modellierbar sind. Deswegen wird in diesem Kapitel eine implizite Darstellung der Konturen mit Hilfe der Level-Set Methoden eingeführt.

3.4.1 Einführung in die Level-Set Methoden

Die Level-Set Methoden wurden in [DT79] von Dervieux und Thomasset für allgemeine Aufgabenstellungen beschrieben. Die Level-Set Darstellung von Datensätzen in der Bildverarbeitung wurde erstmalig 16 Jahre später von Sethian in [Set95] vorgeschlagen und ausführlich von Osher und Fedkiw 2002 [OF02] und von Osher und Paragios 2003 [OP03] eingeführt.

Die zentrale Idee der Level-Set Darstellung liegt darin, dass die Konturmenge bzw. die Kontur[1] C durch eine kontinuierliche Funktion $\phi : \mathbb{R}^d \to \mathbb{R}$ repräsentiert wird, die wie folgt definiert wird:

Definition 3.9 (Level-Set-Funktion)
Sei $C : [0,1] \to \mathbb{R}^d$ eine Kontur. Dann bezeichnet $\phi : \Omega \to \mathbb{R}$, $\Omega \subset \mathbb{R}^d$, mit

$$\phi(x) := \begin{cases} 0 & \text{wenn } x \in C \\ +\,\text{dist}(x,C) & \text{wenn } x \in \text{in}(C) \\ -\,\text{dist}(x,C) & \text{sonst} \end{cases} \quad (3.11)$$

die *Level-Set-Funktion*, wobei durch $\text{dist}(x,C)$ die euklidische Distanz zwischen dem Punkt $x \in \Omega$ und der Kontur C repräsentiert wird.

Die umgekehrte Darstellung der Kontur C durch die Funktion ϕ ist gegeben durch

$$C = \{x \subset \Omega : \phi(x) = 0\}. \quad (3.12)$$

Des Weiteren werden einige Funktionen definiert, die uns als Indikatoren der Funktion ϕ dienen. Dadurch wird die Arbeit mit den Level-Set Methoden erleichtert.

---

[1]Durch die Level-Set-Darstellung ist die Unterscheidung zwischen den Konturen und Konturmengen nicht notwendig. Deswegen wird im Weiteren auch eine Konturmenge als eine Kontur bezeichnet.

Definition 3.10 (Heaviside Funktion)
Sei $\phi : \Omega \to \mathbb{R}$ eine Funktion. Dann bezeichnet $H : \mathbb{R} \to \mathbb{R}$, mit

$$H(\phi(x)) := \begin{cases} 1 & \text{wenn } \phi(x) \geq 0 \\ 0 & \text{sonst} \end{cases} \quad (3.13)$$

die *Heaviside Funktion* von ϕ.

Durch die Heaviside Funktion werden die Regionen, die in der Kontur eingeschlossen ($\text{in}(C) = \{x \in \Omega : H(\phi(x)) = 1\}$), bzw. außerhalb der Kontur ($\text{out}(C) = \{x \in \Omega : H(\phi(x)) = 0\}$) liegen, detektiert.

Definition 3.11 (Dirac-Stoß)
Sei $\phi : \Omega \to \mathbb{R}$ eine Funktion. Dann bezeichnet $\delta : \mathbb{R} \to \mathbb{R}$, mit

$$\delta(\phi(x)) := \begin{cases} 1 & \text{wenn } \phi(x) = 0 \\ 0 & \text{sonst} \end{cases} \quad (3.14)$$

den *Dirac-Stoß* von ϕ.

Durch den Dirac-Stoß läst sich die Kontur detektieren $C = \{x \in \Omega : \delta(\phi(x)) = 1\}$.

3.4.2 Approximation der Heaviside Funktion und des Dirac-Stoßes

In der Definitionen 3.10 und 3.11 wurden zwei Funktionen $H(\phi)$ und $\delta(\phi)$ definiert, die Level-Set-Funktionen indizieren. Für die Lösung des Segmentierungsproblems sollen beide Funktionen differenzierbar sein, was in der definierten Darstellung nicht der Fall ist. Aus diesem Grund werden $H(\phi(x))$ und $\delta(\phi(x))$ im Weiteren in einer regularisierten Form gebraucht. Wir benutzen die von Zhao, Chan, Merriman und Osher 1996 in [ZCMO96] eingeführte Regularisierung:

$$H(\phi(x)) := \begin{cases} 0 & \text{wenn } \phi(x) < -\upsilon \\ \frac{1}{2} + \frac{\phi(x)}{2\upsilon} + \frac{1}{2\pi} \sin\left(\frac{\phi(x)\pi}{\upsilon}\right) & \text{wenn } |\phi(x)| \leq \upsilon \\ 1 & \text{sonst} \end{cases} \quad (3.15)$$

bzw.

$$\delta(\phi(x)) := \begin{cases} \frac{1}{2\upsilon} + \frac{1}{2\upsilon} \cos\left(\frac{\phi(x)\pi}{\upsilon}\right) & \text{wenn } |\phi(x)| \leq \upsilon \\ 0 & \text{sonst,} \end{cases} \quad (3.16)$$

3.4 Level-Set Methoden

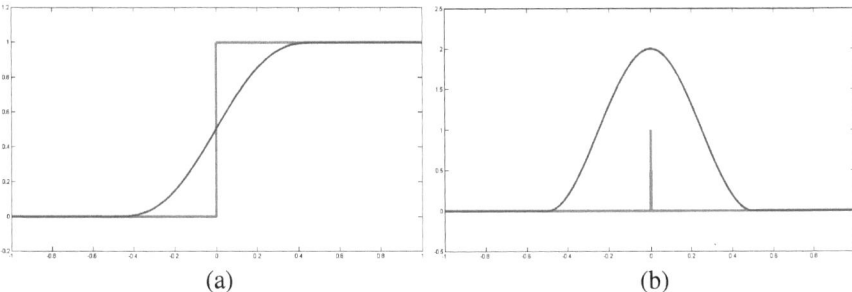

(a) (b)

Abbildung 3.1: Beispiel für die Heaviside-Funktion (schwarz) und ihre Approximation (grau) in (a) und für den Dirac-Stoß (schwarz) und seine Approximation (grau) in (b). Auf die Abbildung kann in Farbe im OnlinePlus Programm unter „www.viewegteubner.de" und „Ens, Konstantin" zugegriffen werden.

wobei durch $\upsilon > 0$ die Approximationsumgebung definiert wird. Ein Beispiel für die Approximation der Heaviside-Funktion sowie für den Dirac-Stoß sind in der Abbildung 3.1 dargestellt. Die Approximationen sind mit $\upsilon = 0.5$ berechnet worden.

Das Ziel hier ist es, mit Hilfe der Level-Set-Methoden segmentieren zu können. Aus diesem Grund werden in den nächsten Abschnitten die vorgestellten Energien in der Level-Set-Darstellung präsentiert.

3.4.3 Interne Energien in der Level-Set Darstellung

Es wird mit den internen Energien begonnen. Wie wir schon gelernt haben, kann die interne Energie durch die Länge der Kontur repräsentiert werden (siehe (3.2)). Die Level-Set Darstellung der Länge der Kontur kann hergeleitet werden und ist gegeben durch

$$E_{\text{Int}}^{\text{length}}[\phi] = \int_\Omega |\delta(\phi(x))|\, dx. \qquad (3.17)$$

3.4.4 Externe Energien in der Level-Set Darstellung

Die Darstellung der externen Energien mit Hilfe der Level-Set Methoden ist ebenso möglich und für beide vorgestellten kantenbasierten Terme (3.5) und (3.6) unter anderem in [PCF05] dargestellt. Die externe Energie des Snake-Models (3.5) sieht dabei wie folgt aus:

$$E_{\text{Ext}}^{\text{snake}}[I;\phi] = -\int_\Omega \frac{1}{2}\delta(\phi(x))|\nabla I(x)|^2\, dx. \qquad (3.18)$$

Die externe Energie des Perona-Malik-Models aus (3.6) kann auf folgende Weise dargestellt werden:

$$E_{\text{Ext}}^{\text{PM}}[I;\phi] = \int_\Omega \frac{1}{1+\delta(\phi(x))|\nabla I(x)|^2}\, dx. \qquad (3.19)$$

Die externe Energie der Chan-Vese Approximation aus der Gleichung (3.8) kann auch mit Hilfe der Level-Set Methoden definiert werden und ist aus der Arbeit [CV99] der beiden Autoren bekannt

$$E_{\text{ext}}^{\text{MS}}[I;\phi] = \int_\Omega |I(x) - c_1|^2 H(\phi(x))dx + \int_\Omega |I(x) - c_2|^2 (1 - H(\phi(x)))dx, \qquad (3.20)$$

wobei die c_1 und c_2 nach folgendem Muster zu berechnen sind

$$c_1 = \frac{\int_\Omega I(x)\cdot H(\phi(x))dx}{\int_\Omega H(\phi(x))dx} \quad \text{und} \quad c_2 = \frac{\int_\Omega I(x)\cdot (1-H(\phi(x)))dx}{\int_\Omega (1-H(\phi(x)))dx}. \qquad (3.21)$$

In der Level-Set Darstellung werden die Nachteile der ersten zwei Terme für die Segmentierung der MR-Gehirn Datensätze deutlich. Während der Ausdruck (3.20) nach den Objekten mit gleicher Eigenschaften (hier gleicher Grauwert) sucht, detektieren die Energien aus den Formeln (3.18) und (3.19) nicht die Objekte, sondern die Kanten in den Datensätzen. Es kann dadurch passieren, dass Objekte, die verschiedene Eigenschaften besitzen, der gleichen Klasse zugewiesen werden.

3.5 Multiphasen-Technik für die Segmentierung

Die bisher vorgestellten Segmentierungsverfahren mit einer Konturmenge können höchstens zwei zusammenhängende Gebiete detektieren. Eines dieser Gebiete liegt innerhalb der Kontur und eines außerhalb der Kontur. Für die Segmentierung der T1-gewichteten MR Datensätze des Gehirns benötigen wir die Möglichkeit mindestens drei Gebiete detektieren zu können, die alle aneinander angrenzen. Diese

3.5 Multiphasen-Technik für die Segmentierung

Gebiete sind die graue Substanz, die weiße Substanz und die zerebrospinale Flüssigkeit. Um diese Aufgabe erfolgreich bewältigen zu können, wird in diesem Abschnitt die so genannte Multiphasen-Technik der Segmentierung vorgestellt.

Die Multiphasen-Technik wurde von Zhao et. al 1996 in [ZCMO96] eingeführt und wird seitdem für die Segmentierung vergewendet und auch schon mehrmals erweitert. Diese Technik benutzt gleichzeitig mehrere Konturen, um das Volumen zu segmentieren. So können bei n Konturen 2^n verschiedene Gebiete detektiert werden, die alle aneinander grenzen können. Für unsere Anwendung sind damit zwei Konturmengen ausreichend, mit deren Hilfe vier Cluster detektiert werden können.

Im Weiteren wird die Chan-Vese Darstellung der externen Energie aus dem Mumford-Shah Funktional für zwei Konturmengen eingeführt (vergleiche dazu [VC02]):

Definition 3.12 (Multiphasen externe Energie der Chan-Vese Approximation)
Gegeben ist ein Bild I und zwei Konturen C_1 und C_2. Dann heißt

$$E_{\text{ext}}^{\text{MPMS}}[I;C_1,C_2] = \int_{I_{11}} |I(x) - c_{11}|^2 dx + \int_{I_{10}} |I(x) - c_{10}|^2 dx$$
$$+ \int_{I_{01}} |I(x) - c_{01}|^2 dx + \int_{I_{00}} |I(x) - c_{00}|^2 dx,$$

die *Multiphasen externe Energie der Chan-Vese Approximation*.

Die Integrationsbereiche in der Definition 3.12 sind folgendermaßen definiert $I_{11} = \text{in}(C_1) \cap \text{in}(C_2)$, $I_{10} = \text{in}(C_1) \setminus \text{in}(C_2)$, $I_{01} = \text{in}(C_2) \setminus \text{in}(C_1)$ und $I_{00} = \Omega \setminus \{\text{in}(C_1) \cup \text{in}(C_2)\}$. Die Werte c_{00}, c_{01}, c_{10} und $c_{11} \in \mathbb{R}$ sind entsprechend die Mittelgrauwerte.

Mit Hilfe von Level-Set Methoden kann man die Multiphasen externe Energie in folgender Weise darstellen

$$E_{\text{ext}}^{\text{MPMS}}[I;\phi_1,\phi_2] = \int_{\Omega} |I(x) - c_{11}|^2 H(\phi_1(x)) H(\phi_2(x)) dx$$
$$+ \int_{\Omega} |I(x) - c_{10}|^2 H(\phi_1(x))(1 - H(\phi_2(x))) dx$$
$$+ \int_{\Omega} |I(x) - c_{01}|^2 (1 - H(\phi_1(x))) H(\phi_2(x)) dx$$
$$+ \int_{\Omega} |I(x) - c_{00}|^2 (1 - H(\phi_1(x)))(1 - H(\phi_2(x))) dx.$$

Die Variablen c_{00}, c_{01}, c_{10} und c_{11} sind dann wie folgt zu berechnen

$$c_{11}(\phi_1,\phi_2) = \frac{\int_\Omega I(x) \cdot H(\phi_1(x)) \cdot H(\phi_2(x))\, dx}{\int_\Omega H(\phi_1(x)) \cdot H(\phi_2(x))\, dx},$$

$$c_{10}(\phi_1,\phi_2) = \frac{\int_\Omega I(x) \cdot H(\phi_1(x)) \cdot (1-H(\phi_2(x)))\, dx}{\int_\Omega H(\phi_1(x)) \cdot (1-H(\phi_2(x)))\, dx},$$

$$c_{01}(\phi_1,\phi_2) = \frac{\int_\Omega I(x) \cdot (1-H(\phi_1(x))) \cdot H(\phi_2(x))\, dx}{\int_\Omega (1-H(\phi_1(x))) \cdot H(\phi_2(x))\, dx},$$

und $$c_{00}(\phi_1,\phi_2) = \frac{\int_\Omega I(x) \cdot (1-H(\phi_1(x))) \cdot (1-H(\phi_2(x)))\, dx}{\int_\Omega (1-H(\phi_1(x))) \cdot (1-H(\phi_2(x)))\, dx}.$$

3.6 Minimierung

In diesem Abschnitt befassen wir uns mit dem Minimierungsproblem der Segmentierung. Auch hier wird die Euler-Lagrange-Differentialgleichung aus der Variationsrechnung genutzt. Die für die Verwendung der Methoden notwendige Glattheit der Funktion ϕ ist durch ihren Aufbau als Distanzfunktion gegeben (vgl. [OF02]). Bei der Lösung des Segmentierungsproblems wird eine ε–Umgebung $\phi_\varepsilon = \phi + \varepsilon\varphi$ betrachtet, wobei φ eine beliebige Funktion aus denselben Definitionsbereich wie ϕ ist. Die notwendige Bedingung der Variationsrechnung lautet

$$\frac{d}{d\varepsilon} J^{\text{SEG}}[I;\phi_\varepsilon]\bigg|_{\varepsilon=0} = 0. \tag{3.22}$$

Daraus ergibt sich

$$\frac{d}{d\varepsilon} E_{\text{ext}}[I;\phi_\varepsilon]\bigg|_{\varepsilon=0} + \frac{d}{d\varepsilon} \alpha_S E_{\text{int}}[\phi_\varepsilon]\bigg|_{\varepsilon=0} = 0. \tag{3.23}$$

3.6 Minimierung

Im Folgenden werden die Gâteaux-Ableitungen sowohl der externen, als auch der internen Energien vorgestellt, sowie die Euler-Lagrange-Gleichung der Segmentierung aufgestellt.

3.6.1 Gâteaux-Ableitung der externen Energie

Die Gâteaux-Ableitung der Chan-Vese Approximation des Mumford-Shah Funktionals ist wie folgt aufgebaut:

Satz 3.1 (Gâteaux-Ableitung des $E_{\text{ext}}^{\text{MS}}$)
Sei I ein Bild auf Ω und ϕ eine Level-Set-Funktion. Des Weiteren sei c_1 ein Mittelgrauwert des Bildbereiches $in(C)$ und c_0 ein Mittelgrauwert des Bildbereiches $out(C)$. Dann bezeichnet

$$\frac{d}{d\varepsilon} E_{\text{ext}}^{\text{MS}}[I;\phi_\varepsilon] = \int_\Omega f[x,\phi] \cdot \varphi[x] \, dx \qquad (3.24)$$

die *Gâteaux-Ableitung der Chan-Vese Approximation*, wobei durch

$$f[x;\phi] = ((I(x) - c_1)^2 - (I(x) - c_0)^2) \cdot \delta(\phi) \qquad (3.25)$$

die *Kraft der Chan-Vese Approximation* definiert wird.

Beweis z.B. in [CV99].

Die Gâteaux-Ableitung der Multiphasen-Form verläuft nach gleichem Muster und ist in [VC02] ausführlich beschrieben. Wir definieren die Kräfte eines Models, das aus zwei Phasen besteht.

Definition 3.13 (Kräfte der zweiphasen $E_{\text{ext}}^{\text{MPMS}}$)
Sei I ein Bild auf Ω, ϕ_1 und ϕ_1 zwei Level-Set-Funktionen. Des Weiteren seien c_{00}, c_{01}, c_{10} und c_{11} die Mittelgrauwerte der entsprechenden Bildbereiche. Dann bezeichnen

$$f_{\phi_1}[x,\phi_2;\phi_1] = \Big(\big((I(x)-c_{11})^2 - (I(x)-c_{01})^2\big)H(\phi_2) \\ + \big((I(x)-c_{01})^2 - (I(x)-c_{00})^2\big)(1-H(\phi_2))\Big) \cdot \delta(\phi_1)$$

und

$$f_{\phi_2}[x,\phi_1;\phi_2] = \Big(\big((I(x)-c_{11})^2 - (I(x)-c_{10})^2\big)H(\phi_1) \\ + \big((I(x)-c_{10})^2 - (I(x)-c_{00})^2\big)(1-H(\phi_1))\Big) \cdot \delta(\phi_2)$$

die *Kräfte der Zweiphasen Chan-Vese Approximation*.

3.6.2 Gâteaux-Ableitung der internen Energie

Satz 3.2 (Gâteaux-Ableitung der internen Energie)
Sei ϕ eine Level-Set-Funktion. Dann stellt

$$\frac{d}{d\varepsilon}\alpha_S E_{\text{int}}[\phi_\varepsilon] = \int_\Omega \alpha_S \mathcal{A}[x,\phi] \cdot \varphi[x]\, dx \qquad (3.26)$$

die Gâteaux-Ableitung der internen Energie dar, wobei

$$\mathcal{A}[x,\phi] = \delta(\phi(x))\text{div}\left(\frac{\nabla\phi(x)}{|\phi(x)|}\right) \qquad (3.27)$$

der *Differentialoperator der interne Energie* heißt.

Beweis z.B. in [CV99].

Für das multiphasen Model mit zwei Level-Set-Funktionen ergeben sich wie folgt beide Differentialoperatoren

$$\mathcal{A}[x,\phi_i] = \delta(\phi_i(x))\text{div}\left(\frac{\nabla\phi_i(x)}{|\phi_i(x)|}\right), \qquad (3.28)$$

wobei $i \in \{1,2\}$. Die Herleitung kann in [VC02] nachgeschlagen werden.

3.6.3 Euler-Lagrange-Gleichung

Die Euler-Lagrange Gleichung des Segmentierungsproblems läßt sich nach dem gleichen Prinzip wie die in der Gleichung (2.22) aufgestellte Euler-Lagrange Gleichung des Funktionals des Registrierungsproblems aufstellen:

$$\alpha\mathcal{A}[x,\phi] = f[x,\phi] + \text{Randbedingungen}, \quad \text{für alle } x \in \Omega \qquad (3.29)$$

mit dem Operator $\mathcal{A}$ aus der Gleichung (3.28) und der Kraft f aus der Gleichung (3.25) oder für die multiphasen Form aus der Gleichungen (3.26) und (3.26). Die im Rahmen dieser Arbeit zu segmenterende Datensätze beinhalten keine Objekte am Rand. Aus diesem Grund ist die Wahl der Randbedingungen hier unwichtig. Es werden weiterhin die Neumann-Randbedingungen verwendet. Folgend werden die Approximation und die Lösungsmethode des Segmentierungsproblems vorgestellt.

3.7 Approximation

Auch bei der Lösung des Segmentierungsproblems werden die Ableitungen mit Hilfe der finiten Differenzen numerisch berechnet. Die finiten Differenzen wurden in dem Abschnitt 2.5.1 ausführlich dargestellt. Die numerische Darstellung der Ableitungen bezüglich Level-Set-Funktionen ϕ erfolgt analog zu der beschriebenen Darstellung der Ableitung bezüglich y.

Der Prozess der Diskretisierung des Segmentierungsproblems verläuft identisch mit der in Abschnitt 2.5.2 beschriebenen Diskretisierung des Registrierungsproblems. Die durch die Wahl der Lösungsmethode hervorgerufenen Besonderheiten bei der Aufstellung der Matrix A[ϕ] werden im nächsten Abschnitt betrachtet.

3.8 Lösung des Segmentierungsproblems

Hier wird auf die numerische Lösung des Segmentierungsproblems eingegangen. Im ersten Schritt wird das Zeitschrittverfahren und das Additive Operator Splitting Schema (AOS) vorgestellt. Am Ende des Abschnitts wird der Verlauf des Algorithmus zur Lösung des Problems skizziert.

3.8.1 Zeitschrittverfahren und AOS Schema

Die im Kapitel 2.6.1 vorgestellte Fixpunktiteration erweist sich bei der Anwendung auf die Differentialgleichung der Segmentierung als ungeeignet, weil das Finden des Minimums nur durch kleine Schritte, d.h. $||\phi^k - \phi^{k+1}|| =$ klein und hohe Iterationszahl gewährleistet werden kann (vgl. dazu [WK02]). Aus diesem Grund wenden wir hier einen anderen Ansatz zur Lösung des nichtlinearen partiellen Differentialgleichungssystems an. Diese Methode basiert auf einer künstlich eingeführten Zeitvariable t. Mit dem vordefinierten Startwert $\phi(x,t)$ wird (abhängig von $t \in \mathbb{R}$, $t \geq 0$) folgende Gleichung entwickelt

$$\frac{\partial \phi(x,t)}{\partial t} = f(x,t) + A[\phi(x,t)]. \tag{3.30}$$

Des Weiteren wird die Zeitvariable in Schritten betrachtet. Eine weitere Veränderung liegt darin, dass wir, ähnlich wie bei der Fixpunktiteration (vgl. Abschnitt 2.6), in der Gleichung mit der Kraft aus dem letzten Schritt arbeiten. Das geschieht, um die Nichtlinearitäten in f aufzulösen. Dadurch nimmt das System eine semi-implizite Form an:

$$\frac{\partial \phi(x,t^{(k+1)})}{\partial t} = f\left(x,t^{(k)}\right) + \alpha A[\phi(x,t^{(k+1)})], \quad k \in \mathbb{N}_0. \tag{3.31}$$

Die Technik, die hier Verwendet wird, heißt *Zeitschrittverfahren* und ist in der Literatur beschrieben (vgl. [Fol95]).

Es gibt verschiedene Möglichkeiten die Gleichung (3.31) zu lösen. In dieser Arbeit wird dafür ein semi-implizites AOS-Schema verwendet. Das AOS-Schema wurde erstmals von Weickert et al. 1998 in [WRV98] in die Bildverarbeitung eingeführt und 2002 in [WK02] für die Segmentierung verwendet. Die Gründe für die Wahl des Schemas sind zahlreich. Es ist leicht zu implementieren, braucht keine weitere Variablen und ist stabil. Sowohl die Begründung des AOS-Schema als auch die Belege für die Verwendbarkeit des Schemas für die Segmentierung sind in [WK02] zu finden. Das Vorgehen kann dabei folgendermaßen zusammengefasst werden: Das AOS-Schema unterteilt das zu lösendes Gleichungssystem in d neue Gleichungssysteme, wobei die neuen Gleichungssyteme tridiagonale Form haben und mit dem Thomas-Algorithmus approximativ gelöst werden können.

3.8.2 Verlauf des Algorithmus

Die numerische Lösung des Segmentierungsproblems wird nach dem in der Tabelle 2.3 dargestellten Algorithums berechnet.

AKTION	ERGEBNIS
1. Initialisiere den Startwert	$\to \phi^{(0)}$
2. *Starte die Schleife für die Segmentierung*, iter $:= 0$	
a. Berechne die Kraft aus $E_{\text{ext}}[I; \phi^{(\text{iter})}]$	$\to f$
b. Löse $\text{A}[\phi^{(\text{iter}+1)}] = f[I; \phi^{(\text{iter})}]$	$\to \phi^{(\text{iter}+1)}$
c. Prüfe die Abbruchkriterien, iter $=$ iter $+ 1$	$\to$ iter
Ende der Schleife für die Segmentierung	

Tabelle 3.1: Algorithmus für die Segmentierung.

Teil II

Methoden

4 Segistrierung

4.1 Motivation

Bis jetzt wurden in dieser Arbeit die Bildregistrierung und die Segmentierung unabhängig voneinander vorgestellt. Es ist jedoch für viele Problemstellungen sinnvoll, die beiden Verfahren miteinander zu kombinieren. Durch die Kombination verspricht man sich, dass die Nachteile des einen Verfahrens mit den Vorteilen des anderen ausgeglichen werden. Sowohl die Kombinationsmöglichkeiten als auch die Aspekte, von denen man profitieren will, werden in diesem Kapitel untersucht.

Im Verlauf des Abschnitts wird nach folgendem Muster vorgegangen. Erst erfolgt ein Überblick über aktuelle Arbeiten, die sich mit kombinierten Ansätzen befassen. Dann wird ein gemeinsames, generelles Framework für die Kombination der Registrierung und Segmentierung vorgestellt, in dem die beiden Verfahren voneinander profitieren. Es wird gezeigt, wie die verschiedenen Segistrierungsansätze in unser Framework integriert werden können. Des Weiteren wird eine sinnvolle Klassifikation basierend auf Vorwissen der Ansätze eingeführt und einzelne Klassen ausführlich skizziert. Außerdem wird ein neues Kommunikationsmaß für die Kombination der Registrierung und der Segmentierung vorgestellt. Eine schematische Darstellung sowie praktische Tipps zur Implementierung und Initialisierung der Verfahren schließen jeden Abschnitt ab.

4.1.1 Nutzen für die Registrierung durch die Segmentierung

Die gegebene Segmentierung eines Datensatzes bedeutet für uns, dass der Verlauf der Konturen entweder bekannt ist, oder dass es möglich ist, die Konturen ohne besonderen Zeitaufwand, ohne Anwendung von Expertenwissen und möglichst genau zu extrahieren.

Nach einer gelungene Registrierung von zwei Datensätzen sollen die Konturen eines Datensatzes zu den für die Segmentierung verwendeten Eigenschaften (Grauwerte, Modell oder ähnliches) eines anderen Datensatzes passen. Dass heißt, dass durch die Minimierung von auf diesen Eigenschaften basierten Energien die Registrierungsergebnisse verbessert werden können. Das geschieht, weil so in der Registrierung die Informationen miteinfließen können, die durch die gewöhnliche Distanzmaße der Registrierung nicht ausdrückbar sind.

Die Ideen, wie die Informationen, die ähnlich zu den Informationen aus einer Segmentierung des Datensatzes sind, in einer Registrierung benutzt werden können, sind aus der landmarkbasierten Registrierung bekannt. Es existieren eine Reihe von Anwendungen, bei denen mit Hilfe von Landmarken registriert wird. Dabei wird der Abstand zwischen korrespondierenden Landmarken minimiert (vergleiche z.B. [Roh01]). Dieser Abstand wird in den Registrierungsverfahren entweder direkt als Ähnlichkeitsmaß aufgenommen, oder man nutzt ihn als Hilfsterm (bzw. Nebenbedingung) für die grauwertbasierte Registrierung (sehe z.B. [FM03a, WR06, POL+09, OPL+09]). Die beiden Varianten, Informationen aus der Segmentierung in die Registrierung zu integrieren werden in den folgenden Abschnitten besprochen.

4.1.2 Nutzen für die Segmentierung durch die Registrierung

Bei einer gelungenen bzw. gegebenen Registrierung wissen wir, wie zwei Volumen korrespondieren. Dieses Wissen kann benutzt werden, um die für die Segmentierung nötigen Merkmale der beiden Datensätzen zu kombinieren, was wiederum bessere Segmentierungsergebnisse verspricht. Dieser Sachverhalt ist in Abbildung 4.1 schematisch illustriert.

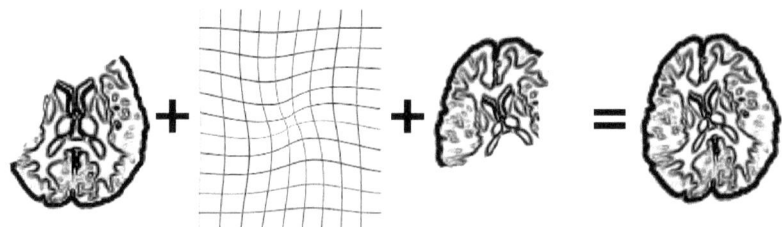

Abbildung 4.1: Schematische Darstellung, wie Segmentierung von Registrierung profitieren kann. Falls die Transformation zwischen zwei Datensätzen mit fehlenden Strukturen bekannt ist, ist man in der Lage die vorhandenen Strukturen zu kombinieren und dadurch die Informationen aus beiden Datensätzen zusammenzufügen. Daraus erhofft man sich, die Segmentierung der beiden Datensätze rekonstruieren zu können.

Man kann insbesondere davon profitieren, falls die Segmentierung nur eines der Volumen vorliegt, oder falls versucht wird, Volumen aus verschiedenen Modalitäten zu segmentieren. Wir erläutern diese Möglichkeit am Beispiel der Diagnose von Hirntumoren. Die primäre Diagnose und die Untersuchung des Verlaufs basieren, laut der interdisziplinären Leitlinie der Deutschen Krebsgesellschaft auf MRT-

Untersuchungen[1]. Falls es jedoch unklar ist, ob die in der MR-Aufnahme entdeckte Struktur eine Narbe oder ein Rezidiv aufweist, wird eine funktionelle Nachuntersuchung (z.B. mittels PET) empfohlen. Erst wenn die Korrespondenz zwischen den beiden Aufnahmen (PET und MR) vorhanden ist, können wir mit hoher Wahrscheinlichkeit sagen,

1. wo genau die Struktur sich befindet (diese Information kommt ursprünglich aus der MR-Untersuchung) und

2. um welche Struktur es sich handelt (deren Differenzierung wird durch die PET-Aufnahme geliefert).

Durch die Kombination dieser Informationen können damit sowohl die Segmentierungen als auch die diagnostische Aussagekraft beider Aufnahmen verbessert werden. Ein Beispiel mit einem T1-gewichtetem MR- und einem PET-Datensatz ist in der Abbildung 2.1 gegeben.

4.2 Klassifizierung der Verfahren

Hier wird die in [EvBK$^+$08] zum ersten Mal vorgestellte Klassifizierung der Segistrierungsansätze verwendet. Diese Klassifizierung basiert auf dem in die Verfahren einfließenden Vorwissen. Unter Vorwissen wird die vor der Anwendung der Segistrierung bekannte Segmentierung eines bzw. beider Datensätze bezeichnet. Der Vorteil der Klassifizierung nach Vorwissen über die Segmentierung liegt darin, dass wir mit Hilfe der vorgegebenen Segmentierung und des neu berechneten Transformationsfeldes der Registrierung die fehlende Segmentierung abschätzen können. So gilt bei der gelungenen Registrierung $C_{T_y} \approx C_R$, wobei durch C_{T_y} die Segmentierung des transformierten Templatebildes bezeichnet wird. Idealerweise gilt in diesem Fall auch $J_{SEG}[R,C_{T_y}] = \min$, $J_{SEG}[T_y,C_R] = \min$ und $D_C[C_R,C_{T_y}] = \min$[2]. Bei der vorgeschlagenen Klassifizierung wird zwischen vier Fällen unterschieden:

1. Ansätze ohne Vorwissen

2. Ansätze mit Vorwissen über die Segmentierung des Templatebildes

3. Ansätze mit Vorwissen über die Segmentierung des Referenzbildes

4. Ansätze mit dem Vorwissen über die Segmentierung beider Bilder.

---
[1]http://www.krebsgesellschaft.de
[2]Durch $D_C[\cdot]$ wird die Ähnlichkeitsmaß der Konturen bezeichnet

Die Untersuchung der einzelnen Klassen erfolgt nach der Vorstellung des gemeinsamen Funktionals der Segistrierung. Die Ansätze mit dem gegebenen Vorwissen über die Segmentierung der beiden Bilder werden im Rahmen dieser Arbeit nicht betrachtet, weil sie nicht zu Segistrierungs-, sondern zu Registrierungsverfahren gehören.

4.3 Gemeinsamer Rahmen

In diesem Abschnitt wird ein gemeinsamer Rahmen für die Segistrierung vorgestellt. Die Fragen, die im weiteren Verlauf der Arbeit ausführlich diskutiert werden, sind:

1. Wie kann die Interaktion zwischen den Registrierungs- und Segmentierungsverfahren realisiert werden?
2. Welches Vorwissen kann auf welche Art verwendet werden?

Ein generelles Framework für die Kombination der Bildregistrierung und der Segmentierung kann durch folgendes Funktional zusammengefasst werden

$$J[R,T;C_R,C_T,y] = \beta_1 \cdot J_{SEG}[R;\hat{C}] + \beta_2 \cdot J_{SEG}[T;C_T] \\ + \beta_3 \cdot J_{REG}[R,T;y] + \beta_4 \cdot D_C[R,T;C_R,C_T,y], \quad (4.1)$$

wobei $\hat{C} \in \{C_R, C_{T_y}\}$ und $\beta_1, \beta_2, \beta_3, \beta_4 \in \mathbb{R}^+$. Die einzelnen Summanden sind (2.10) und (3.1) zu entnehmen.

Im vorgestellten Rahmen können sowohl das im letzten Abschnitt angesprochene Vorwissen als auch die Kommunikation zwischen den Verfahren auf verschiedene Weise realisiert werden, was durch die Beschreibung der einzelnen Summanden bestätigt wird. Der erste Summand bezeichnet die Segmentierung des Referenzbildes. Je nach Wahl von $\hat{C}$ kann man durch diesen Term zwei Arbeitsszenarien erzwingen. Falls $\hat{C} = C_R$ gilt, ist der Summand für die gewöhnliche Segmentierung des Referenzbildes zuständig. Falls dagegen $\hat{C} = C_{T_y}$ gilt, dient der Term sowohl für die Segmentierung des Referenzbildes als auch für die Kopplung der Registrierung und Segmentierung. Dieser Fall wird im Abschnitt 4.7.2 ausführlich besprochen. Durch den zweiten Summanden wird die Segmentierung des transformierten Templatebildes repräsentiert. Durch diesen Term ist die Kopplung der Verfahren nicht möglich. Ebenso nicht durch den nächsten Term der die Registrierung repräsentiert.

Viel interessanter erscheint der letzte Summand, das so genannte Kopplungsmaß der Segistrierung, durch das die Kommunikation von allen Verfahren (Registrierung, Segmentierung des Referenzbildes und Segmentierung der Templatebildes) ermöglicht wird. Die formale Definition sowie die Wirkungsweise des Kommunikationsmaßes werden im nächsten Abschnitt beschrieben.

4.4 Kommunikationsmaß der Segistrierung

In der Bildregistrierung wird die Ähnlichkeit zweier Bilder mit Hilfe eines Distanzmaßes bewertet (vergleiche Abschnitt 2.2). In der Segistrierung ist es notwendig nicht nur Ähnlichkeit zweier Bilder, sondern auch die Ähnlichkeit deren Segmentierungen zu messen. Für diesen Zweck wird hier ein spezielles Distanzmaß der Segistrierung D_C eingeführt. Wie später gezeigt wird, ist das Distanzmaß der Segistrierung besonders für die Interaktion oder Kommunkation der verschiedenen Verfahren geeignet. Aus diesem Grund wird das Distanzmaß der Segistrierung im Weiteren auch oft als Kommunikationsmaß, oder Kommunikationsterm bezeichnet.

In der Literatur findet sich ein Vorschlag für die Kommunikationsterm der Segistrierung. Der wurde von Wang und Vemuri in 2005 in [WV05] eingeführt

$$D_C[R,T,C_T;C_R,y] = \int_{\text{in}(C_R)} \phi_T(y(x))\,\mathrm{d}x, \tag{4.2}$$

wobei ϕ_T die implizite vorzeichenbehaftete Distanzfunktion (vergleiche (3.9)) der Kontur C_T ist. Dieses Kommunikationsmaß hat einen entscheidenden Nachteil. Man ist gezwungen die implizite vorzeichenbehaftete Distanzfunktion $\phi_{T(y)}$ zu berechnen, obwohl sie keine Vorteile mit sich bringt, falls nicht die Level-Set-Darstellung für die Repräsentation der Konturen gewählt wird. Nach der Diskretisierung hat die Berechnung der Distanzfunktion eine Komplexität von $O(N\log N)$ [MS02], wobei N die Anzahl der auszuwertenden Gitterpunkte ist.

Um den erwähnten Nachteil auszugleichen, wurde analog zur Gleichung (2.3) von uns ein weiteres Kommunikationsmaß für die Kopplung der Registrierung und Segmentierung definiert und in [EvBF08] vorgestellt:

$$D_C[R,T,C_T;C_R,y] = \frac{1}{2}\int_{\Omega}(\text{in}(C_T(y(x))) - \text{in}(C_R(x)))^2\mathrm{d}x. \tag{4.3}$$

Das Distanzmaß aus der Gleichung (4.3) ist von dem auf SSD basierenden Distanzmaß der Registrierung (vgl. Abschnitt 2.2.1) abgeleitet. Das Distanzmaß ist bei

Anwendung auf die Segmentierungsergebnisse modalitätsunabhängig und trotzdem wie SSD, intuitiv und leicht auszuwerten. Die Berechnung des neuen Distanzmaßes kann für eine diskrete Eingabe der Länge N mit der Zeitkomplexität von $O(N)$ erfolgen. Außerdem ist es hier nicht notwendig, bei der Repräsentation der Konturen nur die Level-Set-Darstellung auszuwählen.

In den weiteren Abschnitten werden die verschiedenen Klassen der Segistrierung ausführlich besprochen. Für jede Klasse wird ein gemeinsames Funktional mit minimaler sinnvoller Anzahl der Terme definiert. Folgend wird die Spezifität der Anwendung beschrieben gefolgt von Hinweisen für die Initialisierung und Anwendungsmöglichkeiten des Verfahrens.

4.5 Segistrierung ohne Vorwissen

Es wird mit der schwersten Klasse der Segistrierung begonnen. Hier liegen die Hindernisse darin, dass kein Vorwissen über die Segmentierung der beiden Bilder besteht.

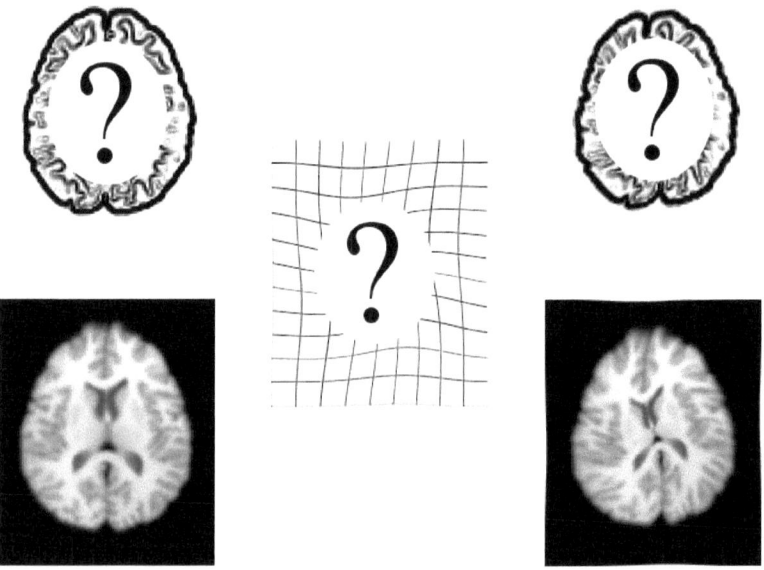

Abbildung 4.2: Schematische Darstellung der Segistrierung ohne Vorwissen über die Segmentierung der Datensätze.

4.5 Segitrierung ohne Vorwissen

Eine schematische Darstellung der Segistrierung ohne Vorwissen ist in der Abbildung 4.2 zu finden. Das Ziel dieses Ansatzes ist es sowohl das Verschiebungsfeld der Registrierung als auch die Segmentierungen des Referenz- und Templatebildes zu finden. Es gibt zwei Möglichkeiten diese Klasse zu realisieren.

Die erste Möglichkeit ist durch das Funktional (4.4) dargestellt:

$$J[R,T;C_R,C_T,y] = \beta_1 \cdot J_{SEG}[R;C_R] + \beta_2 \cdot J_{SEG}[T;C_T] \\ + \beta_3 \cdot J_{REG}[R,T;y] + \beta_4 \cdot D_C[R,T;C_R,C_T,y]. \tag{4.4}$$

In diesem Fall wird das Funktional in Bezug auf drei von einander unabhängigen Variablen minimiert: der Kontur des Referenzbildes C_R, der Kontur des Templatebildes C_T und des Trasformationsfeldes der Registrierung y. Dementsprechend kann die Minimierung des Funktionals in drei alternierenden Schritten verlaufen, wie in Gleichung (4.5) illustriert ist

$$(\beta_1 \cdot J_{SEG}[R;C_R] + \beta_2 \cdot J_{SEG}[T;C_T] \\ + \beta_3 \cdot J_{REG}[R,T;y] + \beta_4 \cdot D_C[R,T;C_R,C_T,y]) \xrightarrow{C_R} \min, \\ (\beta_1 \cdot J_{SEG}[R;C_R] + \beta_2 \cdot J_{SEG}[T;C_T] \\ + \beta_3 \cdot J_{REG}[R,T;y] + \beta_4 \cdot D_C[R,T;C_R,C_T,y]) \xrightarrow{C_T} \min, \\ (\beta_1 \cdot J_{SEG}[R;C_R] + \beta_2 \cdot J_{SEG}[T;C_T] \\ + \beta_3 \cdot J_{REG}[R,T;y] + \beta_4 \cdot D_C[R,T;C_R,C_T,y]) \xrightarrow{y} \min. \tag{4.5}$$

Jede der drei Minimierungsgleichungen besitzt Summanden, die auf die Minimierungsvariable keinen Einfluss haben. In dem ersten Teil der Gleichung (4.5) sind es die Summanden $\beta_2 \cdot J_{SEG}[T;C_T]$ und $\beta_3 \cdot J_{REG}[R,T;y]$. Während die Minimierung des Gesamtfunktionals hier bezüglich C_R verläuft, bleiben die beiden Terme von Veränderungen von C_R unberührt. Das heißt, dass auf solche Summanden in entsprechenden Gleichungen verzichtet werden kann, ohne das Ergebnis zu beeinflussen. Dementsprechend kann die Minimierung des Funktionals aus (4.4) in drei alternierenden Schritten verlaufen, in denen je Summe aus einem Term der Registrierung bzw. Segmentierung und dem Kommunikationsmaß minimiert wird. Dieser

Sachverhalt ist in der Gleichung (4.6) dargestellt:

$$\begin{aligned}(\beta_1 \cdot J_{SEG}[R;C_R] + \beta_4 \cdot D_C[R,T,C_T,y;C_R]) &\xrightarrow{C_R} \min, \\ (\beta_2 \cdot J_{SEG}[T;C_T] + \beta_4 \cdot D_C[R,T,C_R,y;C_T]) &\xrightarrow{C_T} \min, \\ (\beta_3 \cdot J_{REG}[R,T;y] + \beta_4 \cdot D_C[R,T,C_R,C_T;y]) &\xrightarrow{y} \min.\end{aligned} \quad (4.6)$$

Die praxistaugliche Realisierung dieser Möglichkeit der Segistrierung ohne Vorwissen erweist sich, wegen der Anzahl an Unbekannten, als schwierig. Dieser Weg wird deshalb im Rahmen dieser Arbeit nicht weiter betrachtet.

Um die Anzahl der Unbekannten zu reduzieren, wird in der Literatur folgende Approximation vorgeschlagen (vergleiche [YZK03])

$$C_R \approx C_{T_y}. \quad (4.7)$$

Das heißt, dass die Kontur des Referenzbildes durch die Kontur des Templatebildes ersetzt wird. Nach der entsprechenden Anpassung des Funktionals aus Gleichung (4.4) ergibt sich folgender Ausdruck

$$\begin{aligned}J[R,T;C_T,y] = &\beta_1 \cdot J_{SEG}[R;C_T,y] + \beta_2 \cdot J_{SEG}[T;C_T] \\ &+ \beta_3 \cdot J_{REG}[R,T;y] + \beta_4 \cdot D_C[R,T;C_T,y].\end{aligned} \quad (4.8)$$

Dabei ist zu beachten, dass die gleiche Approximation in dem Kommunikationsmaß ausgenutzt wurde, wo die Konturen C_R und C_{T_y} miteinander verglichen wurden. Das heißt, dass das Kommunikationsmaß D_C hier nicht verwendet werden kann. Die Kommunkikation zwischen den Minimierungen bezüglich beider Variablen wird von dem Segmentierungsterm des Referenzbildes übernommen, wo sowohl der Kontur des Templatebildes C_T als auch das Verschiebungsfeld y vertreten sind. Dies kann im folgenden Funktional zusammengefasst werden

$$J[R,T;C_T,y] = \beta_1 \cdot J_{SEG}[R;C_T,y] + \beta_2 \cdot J_{SEG}[T;C_T] + \beta_3 \cdot J_{REG}[R,T;y]. \quad (4.9)$$

Die Minimierung dieses Funktionals wird in zwei alternierenden Schritten erfolgen:

$$\begin{aligned}(\beta_1 \cdot J_{SEG}[R;C_T,y] + \beta_2 \cdot J_{SEG}[T;C_T]) &\xrightarrow{C_T} \min, \\ (\beta_1 \cdot J_{SEG}[R;C_T,y] + \beta_3 \cdot J_{REG}[R,T;y]) &\xrightarrow{y} \min.\end{aligned} \quad (4.10)$$

Die oben vorgestellte Idee, die Kontur des Referenzbildes durch die transformierte Kontur des Templatebildes zu approximieren, um dadurch die Anzahl der unbekannten Variablen in einem Segistrierungsfunktional zu reduzieren, wurde das erste

4.5 Segistrierung ohne Vorwissen

Mal in der Arbeit von Yezzi, Zöllei und Kapur [YZK03] 2003 verwendet. In dieser Arbeit wurde ein Segistrierungsansatz ohne Vorwissen mit Hilfe einer rigiden Registrierungsmethode hergeleitet. Darauf baut die 2005 veröffentlichte Arbeit von Unal und Slabaugh [US05] auf, in der die Autoren den Ansatz von Yezzi et. al. auf eine diffusive Registrierung erweitern. Beide Verfahren sind durch das in der Gleichung (4.9) dargestellte Funktional realisierbar, wodurch dessen Vergleichbarkeit mit weiteren Segistrierungsansätzen gewährleistet ist.

4.5.1 Anwendung der Variationsrechnung

Das in der Gleichung (4.9) vorgestellte Funktional wird basierend auf zwei Unbekannten (der Kontur des Templatebildes C_T und des Transformationsfeldes y) minimiert. Wie bei den in vorherigen Abschnitten beschriebenen Verfahren, werden auch hier für die Lösung des Minimierungsproblems Methoden aus der Variationsrechnung benutzt (in dieser Arbeit wird dafür die Euler-Lagrange-Differentialgleichung verwendet). Durch die Anwendung der Euler-Lagrange-Differentialgleichung auf das Segistrierungsfunktional entstehen zwei zu lösende Gleichungssysteme. Die linke Seite jedes Gleichungssystems wird aus der Gâteaux-Ableitung des entsprechenden Regularisierers gebildet (vgl. Abschnitte 2.4.2 und 3.6.2). Analog werden für den jeweiligen Schritt die Lösungsmethoden aus den Abschnitten 2.6 und 3.8 angewendet. Interessant und neu ist hier die Bildung der Kräfte, also der rechten Seite der Differentialgleichungssysteme, die im Weiteren vorgestellt wird.

Die Minimierung des Funktionals bezüglich des Verschiebungsfeldes y lässt die Kraft durch die Gâteaux-Ableitung des Terms $\beta_1 \cdot J_{SEG}[R,C_T;y] + \beta_3 \cdot J_{REG}[R,T;y]$ entstehen. Die Kraft ist in diesem Fall wie folgt definiert:

Satz 4.1 (Kraft der Segistrierung ohne Vorwissen bezüglich y)
Seien R und T zwei Bilder auf Ω, ϕ eine differenzierbare Level-Set-Funktion, c_{1R} ein Mittelgrauwert des Bildbereiches $in(R)$, c_{0R} ein Mittelgrauwert des Bildbereiches $out(R)$. Des Weiteren sei $f_{Reg}[x,y]$ in der Definition 2.17 definierte Kraft und y eine Verschiebungsfunktion. Dann bezeichnet

$$f_{seg}(y(x)) = (\beta_1(R(x) - c_{1R})^2 - \beta_1(R(x) - c_{0R})^2 + \beta_2)\delta(\phi_T(y(x))) \\ \cdot \nabla \phi_T(y(x)) + \beta_3 f_{Reg}(y(x)) \quad (4.11)$$

die *Kraft der Segistrierung ohne Vorwissen bezüglich y*.

Die Herleitungen der Kräfte der Segistrierung ist eine mühselige Routineaufgabe. Aus diesem Grund wird im Rahmen dieser Arbeit exemplarisch nur der Berechnungsweg für die Kraft aus Satz 4.1 im Anhang 12 dargestellt.

Die Minimierung des Funktionals bezüglich der Level-Set-Funktion ϕ erfolgt durch die Gâteaux-Ableitung der Summe der externen Energien aus $\beta_1 \cdot J_{SEG}[R;C_T,y]$ und $\beta_2 \cdot J_{SEG}[T;C_T]$ und ist definiert durch:

Satz 4.2 (Kraft der Segistrierung ohne Vorwissen bezüglich ϕ)
Seien R und T zwei Bilder auf Ω, ϕ eine Level-Set-Funktion, c_{1R} ein Mittelgrauwert des Bildbereiches in(R), c_{0R} ein Mittelgrauwert des Bildbereiches out(R), c_{1T} ein Mittelgrauwert des Bildbereiches in(T), c_{0T} ein Mittelgrauwert des Bildbereiches out(T). Des Weiteren sei y eine Verschiebungsfunktion. Dann bezeichnet

$$f_{add_s}[x,\phi] = \beta_1 \left((R(x) - c_{1R})^2 - (R(x) - c_{0R})^2 + 1 \right) \delta(\phi(y(x))) \\ + \beta_2 \left((T(x) - c_{1T})^2 - (T(x) - c_{0T})^2 + 1 \right) \delta(\phi(x))$$ (4.12)

die *Kraft der Segistrierung ohne Vorwissen bezüglich* ϕ.

4.5.2 Verlauf des Algorithmus

In der Tabelle 4.1 ist der schematische Verlauf des Algorithmus für die Segistrierung ohne Vorwissen dargestellt. Die Schritte a_S bis e_S erfolgen im Rahmen der Segmentierung. Die Schritt a_R bis e_R gehören zu der Registrierung. Die Schritte der Segmentierung und der Registrierung sind alternierend dargestellt, können aber auch, wie bereits erwähnt, parallel ausgeführt werden. Ob zuerst mit einer Segmentierung (wie in der Tabelle 4.1 dargestellt) oder mit einer Registrierung begonnen werden soll, ist für den Algorithmus unwichtig. Aus numerischer Sicht wird empfohlen, mit dem Verfahren anzufangen, dessen Initialisierung unsicherer ist, weil im ersten Schritt einige Fehler der Initialisierung korrigiert werden können, bevor sie in das andere Verfahren miteinfließen.

In unserem Fall ist die Initialisierung der Segmentierung unsicherer. Die Initialisierungsposition von C_T ist anwendungsspezifisch und kann im Allgemeinen nicht automatisiert werden. Die Registrierung wird mit dem Verschiebungsfeld aus einer Vorregistrierung (in den nächsten Abschnitten folgenden Beispielen wird es eine rigide Registrierung sein) initialisiert.

Die Abbruchkriterien beider Verfahren können sowohl in einem Schritt e_S/e_R, als auch getrennt voneinander geprüft werden. Die Berechnung der Kräfte erfolgt jeweils in drei Schritten $a_S - c_S$ bzw. $a_R - c_R$. Dies geschieht, damit die Ähnlichkeiten und Unterschiede zu den Algorithmen in den Tabellen 2.3, 3.1 und zu nachfolgenden Algorithmen leichter nachvollzogen werden können.

4.5 Segistrierung ohne Vorwissen

AKTION	ERGEBNIS
1. Führe eine Vorregistrierung aus	$\rightarrow y^{(0)}$
2. Initialisiere Segmentierung der Referenz	$\rightarrow C_T^{(0)}$
3. *Starte die Schleife für die Segistrierung*, iter := 0	
Schritte der Segmentierung	
a_S. Berechne die Kraft aus $E_{\text{Ext}}[T; C_T^{(\text{iter})}]$	$\rightarrow f_{\text{Seg}_T}$
b_S. Berechne die Kraft aus $E_{\text{Ext}}[R, y^{(\text{iter})}; C_T^{(\text{iter})}]$	$\rightarrow f_{\text{Seg}_R}$
c_S. Gewichte und addiere f_{Seg_T} und f_{Seg_R}	$\rightarrow f_{add_s}$
d_S. Löse $\mathcal{A}_{seg}[C_T^{(\text{iter}+1)}] = f_{add_s}[R, T, y; C_T^{(\text{iter})}]$	$\rightarrow C_T^{(\text{iter}+1)}$
Schritte der Registrierung	
a_R. Berechne die Kraft aus $D[R, T; y^{(\text{iter})}]$	$\rightarrow f_{\text{Reg}}$
b_R. Berechne die Kraft aus $E_{\text{Ext}}[R, C_T^{(\text{iter})}; y^{(\text{iter})}]$	$\rightarrow f_{\text{Seg}_R}$
c_R. Gewichte und addiere f_{Reg} und f_{Seg_R}	$\rightarrow f_{add_r}$
d_R. Löse $\mathcal{A}_{reg}[y^{(\text{iter}+1)}] = f_{add_r}[R, T, C_T; y^{(\text{iter})}]$	$\rightarrow y^{(\text{iter}+1)}$
e_S / e_R. Prüfe die Abbruchkriterien, iter = iter + 1	$\rightarrow$ iter
Ende der Schleife für die Segistrierung	

Tabelle 4.1: Algorithmus für die Segistrierung ohne Vorwissen.

4.6 Segistrierung mit gegebener Segmentierung des Templatebildes

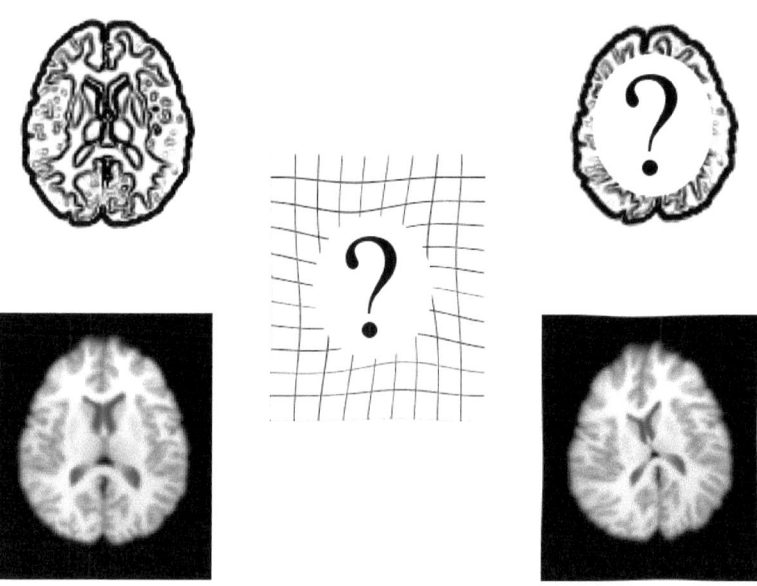

Abbildung 4.3: Schematische Darstellung der Segistrierung mit gegebener Segmentierung des Templatebildes. Die gegebene Segmentierung kann als Vorwissen genutzt werden.

Als Nächstes betrachten wir das Verfahren mit dem Vorwissen über das Templatebild. Eine schematische Darstellung des Ansatzes findet sich in der Abbildung 4.3. Das Vorwissen ist hier im Form einer Segmentierung des Templatebildes gegeben. Das Ziel dieses Ansatzes ist es, sowohl das Verschiebungsfeld der Registrierung y, als auch die Segmentierungskontur des Referenzbildes C_R unter der Benutzung der Segmentierung des Templatebildes C_T zu finden. Das wird auf folgender Weise im gemeinsamen Funktional aus (4.1) wiedergespiegelt

$$J[R,T,C_T;C_R,y] = \beta_1 \cdot J_{SEG}[R;C_R] + \beta_2 \cdot J_{SEG}[T,C_T]$$
$$+ \beta_3 \cdot J_{REG}[R,T;y] + \beta_4 \cdot D_C[R,T,C_T;C_R,y]. \quad (4.13)$$

Im Gegensatz zu dem im letzten Kapitel dargestellten Szenario, wird im Fall der

4.6 Segistrierung mit gegebener Segmentierung des Templatebildes

Segistrierung mit gegebener Segmentierung des Templatebildes bezüglich zwei Unbekannter minimiert:

$$(\beta_1 \cdot J_{SEG}[R;C_R] + \beta_2 \cdot J_{SEG}[T;C_T]$$
$$+\beta_3 \cdot J_{REG}[R,T;y] + \beta_4 \cdot D_C[R,T;C_R,C_T,y]) \xrightarrow{C_R} \min,$$
$$(\beta_1 \cdot J_{SEG}[R;C_R] + \beta_2 \cdot J_{SEG}[T;C_T]$$
$$+\beta_3 \cdot J_{REG}[R,T;y] + \beta_4 \cdot D_C[R,T;C_R,C_T,y]) \xrightarrow{y} \min.$$
(4.14)

Da der Term $\beta_2 \cdot J_{SEG}[T,C_T]$ in beiden Minimierungsschritten keine unbekannten Variablen enthält, hat seine Anwesentheit im Funktional keinen Einfluss auf die Minimierungsaufgabe. Das Funktional und die Minimierungsgleichungen können entsprechend angepasst werden:

$$J[R,T,C_T;C_R,y] = \beta_1 \cdot J_{SEG}[R;C_R] + \beta_3 \cdot J_{REG}[R,T;y] + \beta_4 \cdot D_C[C_T;C_R,y] \quad (4.15)$$

und

$$(\beta_1 \cdot J_{SEG}[R;C_R] + \beta_4 \cdot D_C[C_T;C_R,y]) \xrightarrow{C_R} \min,$$
$$(\beta_3 \cdot J_{REG}[R,T;y] + \beta_4 \cdot D_C[R,T,C_R,C_T;y]) \xrightarrow{y} \min.$$
(4.16)

4.6.1 Anwendung der Variationsrechnung

Auch in diesem Fall soll das Funktional der Segistrierung bezüglich zweier Variablen minimiert werden. Diesmal sind uns das Transformationsfeld y und die Kontur des Referenzbildes C_R (dargestellt durch die Level-Set-Funktion ϕ_R) unbekannt. Im Weiteren werden die entsprechenden Kräfte definiert.

Satz 4.3 (Kraft der Segistrierung mit gegebener C_T bezüglich y)
Seien R und T zwei Bilder auf Ω, ϕ_R und ϕ_T zwei Level-Set-Funktionen. Des Weiteren sei $f_{Reg}[x,y]$ die in der Definition 2.17 definierte Kraft und y eine Verschiebungsfunktion. Dann bezeichnet

$$f_{add_r}[x,y] = \beta_3 f_{Reg}[x,y] + \beta_4(H(\phi_T(y(x))) - H(\phi_R(x)))\delta(\phi_T(y(x))) \cdot \nabla \phi_T(y(x))$$
(4.17)

die *Kraft der Segistrierung mit gegebener C_T bezüglich y*.

Die Minimierung des Funktionals bezüglich der Level-Set-Funktion ϕ_R erfolgt durch die Verwendung des Kraftterms:

Satz 4.4 (Kraft der Segistrierung mit gegebener C_T bezüglich ϕ_R)
Seien R und T zwei Bilder auf Ω, ϕ_R und ϕ_T zwei Level-Set-Funktionen, c_{1R} ein Mittelgrauwert des Bildbereiches in(R), c_{0R} ein Mittelgrauwert des Bildbereiches out(R). Des Weiteren sei y eine Verschiebungsfunktion. Dann bezeichnet

$$f_{add_s}[x,\phi_R] = \beta_1 \cdot (((R(x)-c_{1R})^2 - (R(x)-c_{0R})^2 + 1) \cdot \delta(\phi_R)) \\ + \beta_4 \cdot (H(\phi_T(y(x))) - H(\phi_R(x)))\delta(\phi_R(x)) \quad (4.18)$$

die *Kraft der Segistrierung mit gegebener C_T bezüglich ϕ_R*.

4.6.2 Verlauf des Algorithmus

Die schematische Darstellung des Algorithmus für die Segistrierung mit gegebener Segmentierung des Templatebildes ist in der Tabelle 4.2 zu sehen. Die Ähnlichkeiten zum Algorithmus für die Segistrierung ohne Vorwissen (vgl. Tabelle 4.1) sind leicht zu erkennen. Auch hier können die Segmentierung und die Registrierung sowohl parallel, als auch alternierend betrachtet werden. Ebenso kann die Prüfung der Abbruchkriterien der beiden Verfahren in einem Schritt (hier e_S/e_R) zusammengefasst werden.

Während der Initialisierung des Verfahrens ist der Anwender hier im Vergleich zum im letzten Abschnitt vorgestellten Algorithmus deutlich im Vorteil. Das kommt daher, dass in diesem Verfahren das Vorwissen über das Templatebild zur Verfügung steht und die Initialisierung von der Segmentierung des Referenzbildes durch die mit dem Verschiebungsfeld aus der Vorregistrierung transformierten Kontur des Templatebildes abgeschätzt werden kann. Das heißt, dass in der Initialisierungsphase $C_R^{(0)} := C_T(y^{(0)}(x))$ angenommen wird.

4.6 Segistrierung mit gegebener Segmentierung des Templatebildes

AKTION	ERGEBNIS
1. Führe eine Vorregistrierung aus	$\rightarrow y^{(0)}$
2. Lade die Segmentierung des Templates	$\rightarrow C_T$
3. Initialisiere die Segmentierung der Referenz	$\rightarrow C_R^{(0)}$
4. *Starte die Schleife für die Segistrierung*, iter := 0	
Schritte der Segmentierung	
a_S. Berechne die Kraft aus $E_{\text{Ext}}[R; C_R^{(\text{iter})}]$	$\rightarrow f_{\text{Seg}}$
b_S. Berechne die Kraft aus $D_C[C_T, y^{(\text{iter})}; C_R^{(\text{iter})}]$	$\rightarrow f_{D_C}$
c_S. Gewichte und addiere f_{Seg} und f_{D_C}	$\rightarrow f_{add_s}$
d_S. Löse $\mathcal{A}_{seg}[C_R^{(\text{iter}+1)}] = f_{add_s}[R, C_T, y^{(\text{iter})}; C_R^{(\text{iter})}]$	$\rightarrow C_R^{(\text{iter}+1)}$
Schritte der Registrierung	
a_R. Berechne die Kraft aus $D[R, T; y^{(\text{iter})}]$	$\rightarrow f_{\text{Reg}}$
b_R. Berechne die Kraft aus $D_C[C_R^{(\text{iter})}, C_T; y^{(\text{iter})}]$	$\rightarrow f_{D_C}$
c_R. Gewichte und addiere f_{Reg} und f_{D_C}	$\rightarrow f_{add_r}$
d_R. Löse $\mathcal{A}_{reg}[y^{(\text{iter}+1)}] = f_{add_r}[R, T, C_R^{(\text{iter})}, C_T; y^{(\text{iter})}]$	$\rightarrow y^{(\text{iter}+1)}$
e_S / e_R. Prüfe die Abbruchkriterien, iter = iter + 1	$\rightarrow$ iter
Ende der Schleife für die Segistrierung	

Tabelle 4.2: Algorithmus für die Segistrierung mit gegebener Segmentierung des Templatebildes.

4.7 Segistrierung mit gegebener Segmentierung des Referenzbildes

Die in diesem Abschnitt vorgestellte Klasse beinhaltet die Ansätze für die Segistrierung mit gegebenem Vorwissen über die Segmentierung des Referenzbildes. Eine schematische Darstellung der Klasse ist in der Abbildung 4.4 gegeben. Auch hier gibt es mehrere Realisierungsmöglichkeiten. Um sie herzuleiten, wird mit der entsprechenden Anpassung des Funktionals aus Gleichung (4.1) begonnen. Die erste Möglichkeit ergibt sich schon aus der Tatsache, dass die Segmentierung des Referenzbildes gegeben ist, wodurch die folgende Umformung des Funktionals vorgenommen werden kann:

$$J[R,T,C_R;C_T,y] = \beta_2 \cdot J_{SEG}[T;C_T] + \beta_3 \cdot J_{REG}[R,T;y] + \beta_4 \cdot D_C[R,T,C_R;C_T,y]. \tag{4.19}$$

Das Ziel des Ansatzes ist das Verschiebungsfeld der Registrierung und die Segmen-

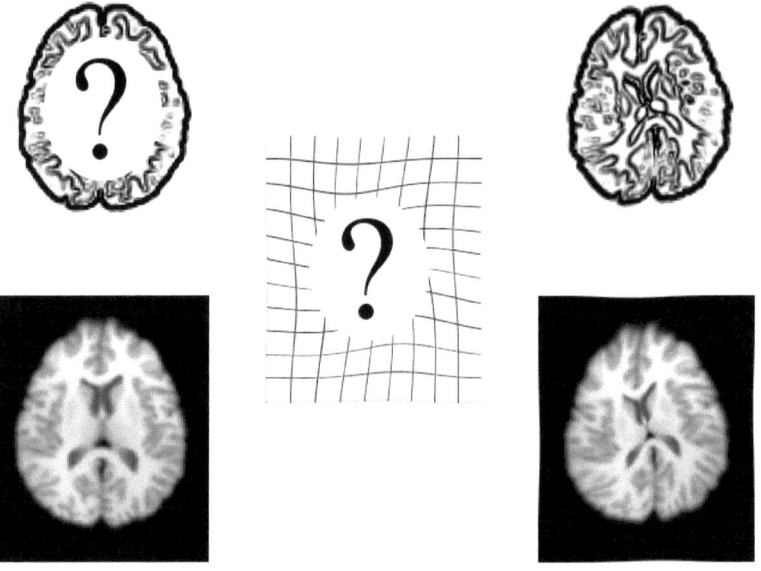

Abbildung 4.4: Schematische Darstellung der Segistrierung mit gegebenem Vorwissen über die Segmentierung des Referenzbildes.

tierung des Templatebildes zu ermitteln. Durch die Minimierung des Funktionals aus (4.19) bezüglich beider Unbekannter entstehen folgende zwei Gleichungen:

4.7 Segistrierung mit gegebener Segmentierung des Referenzbildes

$$(\beta_1 \cdot J_{SEG}[T;C_T] + \beta_4 \cdot D_C[C_R;C_T,y]) \xrightarrow{C_T} \min,$$
$$(\beta_3 \cdot J_{REG}[R,T;y] + \beta_4 \cdot D_C[R,T,C_T,C_R;y]) \xrightarrow{y} \min. \quad (4.20)$$

Die beiden Gleichungen sind identisch zu den Minimierungsgleichungen aus (4.6) aufgebaut. Entsprechend wird hier auf eine detaillierte Darstellung verzichtet.

Die entscheidende Idee für die zweite Möglichkeit, die Segistrierung mit gegebener Segmentierung des Referenzbildes zu realisieren, wurde von J. Liu et. al. entwickelt und in [LWL06], [Liu05] publiziert. In diesem Fall wird mit folgender Approximation gearbeitet: Um die Kommunikation zwischen den Verfahren besser zu ermöglichen, ersetzen wir das Referenzbild im Term der Segmentierung durch das transformierte Templatebild. Dadurch wird bei der Registrierung eine solche Transformation gesucht, dass nicht nur das transformierte Templatebild möglichst ähnlich dem Referenzbild ist, sondern auch das transformierte Templatebild möglichst gut zu der vorgegebenen Referenzkontur passt, was im folgenden Funktional zusammengefasst werden kann:

$$J[R,T,C_R;y] = \beta_2 \cdot J_{SEG}[T,C_R;y] + \beta_3 \cdot J_{REG}[R,T;y]. \quad (4.21)$$

Durch diese Approximation kann das Problem auf die Minimierung bezüglich nur einer Variablen (Transformationsfeld y) reduziert werden:

$$(\beta_2 \cdot J_{SEG}[T,C_R;y] + \beta_3 \cdot J_{REG}[R,T;y]) \xrightarrow{y} \min. \quad (4.22)$$

4.7.1 Anwendung der Variationsrechnung

Die entsprechende Kraft wird im folgenden Satz präsentiert.

Satz 4.5 (Kraft der Segistrierung mit gegebener C_R)
Seien R und T zwei Bilder auf Ω, ϕ eine Level-Set-Funktion, c_{1T} ein Mittelgrauwert des Bildbereiches in(T), c_{0T} ein Mittelgrauwert des Bildbereiches out(T). Des Weiteren sei $f_{Reg}[x,y]$ die in der Definition 2.17 definierte Kraft und y eine Verschiebungsfunktion. Dann bezeichnet

$$\begin{aligned}f_{add_r}[x,y] = &\beta_2 \left(2(T(y(x)) - c_{1T})\nabla T(y(x)) \cdot H(\phi(x))\right. \\ &+ (T(y(x)) - c_{1T})^2 \cdot \delta(\phi(x))\nabla\phi(x) \\ &+ 2(T(y(x)) - c_{0T})\nabla T(y(x))(1 - H(\phi(x))) \\ &- (T(y(x)) - c_{0T})^2 \delta(\phi(x))\nabla\phi(x) \\ &\left.+\delta(\phi(x))\nabla\phi(x)\right) + \beta_3 f_{Reg}[x,y]\end{aligned} \quad (4.23)$$

die *Kraft der Segistrierung mit gegebenem* C_R.

AKTION	ERGEBNIS
1. Führe eine Vorregistrierung aus	$\to y^{(0)}$
2. Lade die Segmentierung der Referenz	$\to C_R$
3. *Starte die Schleife für die Segistrierung*, iter := 0	
a. Berechne die Kraft aus $E_{\text{Ext}}[T,C_R;y]$	$\to f_{\text{Seg}}$
b. Berechne die Kraft aus $D[R,T;y^{(\text{iter})}]$	$\to f_{\text{Reg}}$
c. Gewichte und addiere f_{Seg} und f_{Reg}	$\to f_{add_r}$
d. Löse $\mathcal{A}[y^{(\text{iter}+1)}] = f_{add_r}[R,T,C_R;y^{(\text{iter})}]$	$\to y^{(\text{iter}+1)}$
e. Prüfe die Abbruchkriterien, iter = iter + 1	$\to$ iter
Ende der Schleife für die Segistrierung	

Tabelle 4.3: Algorithmus für die Segistrierung mit gegebener Segmentierung des Referenzbildes.

4.7.2 Verlauf des Algorithmus

Der Verlauf des Algorithmus für die Segistrierung mit gegebener Segmentierung des Referenzbildes (vergleiche Tabelle 4.3) ist der Registrierung aus dem Abschnitt 2.6.2 ähnlich. Hier wird es auch nach der Lösung des aus Registrierung entstandenen Gleichungssystems gesucht. Der wichtigste Unterschied liegt daran, dass in der rechte Seite des Gleichungssystems auch die gewichteten Kräfte aus der Segmentierung f_{Seg} miteinfließen.

4.8 Zusammenfassung

In diesem Kapitel wurde ein Framework, das die Registrierungs- und Segmentierungsverfahren in einem Funktional miteinander auf verschiedene Weise kombiniert, vorgestellt. Aufbauend auf diesem Segistrierungsfunktional wurde eine Klassifizierung der Verfahren eingeführt. Diese Klassifizierung basiert auf dem in der Segistrierung verwendeten Wissen über die Segmentierung der Datensätze. Des Weiteren wurden die verschiedenen Klassen der Segistrierung einzeln betrachtet. Es wurde die Herleitung der einzelnen Klassen aus dem gemeinsamen Funktional gezeigt. Die Eingruppierung der aus der Literatur bekannten Segistrierungsverfahren in die Klassifizierung wurden vorgenommen. Weiter wurde die algorithmische Umsetzung der einzelnen Klassen aufgezeigt. Die Verfahren sind dabei in einer modularen Form entwickelt, sodass verschiedene Registrierungs- und Segmentierungsmethoden ausgetauscht und konfiguriert werden können. Dadurch kann ein großes Spektrum an Verwendungsmöglichkeiten und Applikationen abgedeckt werden. Die Evaluation der Segistrierungsverfahren mit realen Bildern findet sich im Kapitel 8.

5 Verbesserung der Registrierung und der Segmentierung durch die Einbindung von Informationen aus dem Verschiebungsfeld

Die Erstellung einer automatischen Registrierung ist eine schwere Aufgabe. Es ist durchaus möglich, dass der Anwender mit dem resultierenden Transformationsfeld unzufrieden ist. Bisher wurden solche Ergebnisse der Registrierung verworfen und die Registrierung mit einem anderen Parametersatz oder mit einer anderen Methode neu gestartet. In diesem Kapitel wird eine Idee vorgeschlagen, wie aus einem (aus Anwendersicht fehlgeschlagenen) Ergebnis der Registrierung wertvolle Informationen extrahiert werden können. Die so gewonnenen Informationen können zur Weiterverarbeitung der Datensätze genutzt werden. Das heißt die Bilder werden registriert, um aus dem Deformationsfeld der Registrierung zu lernen.

Die Idee wird im Verlauf des Kapitels in zwei Richtungen weiterentwickelt. Einerseits wird vermittelt, wie mit Hilfe des neuen Ansatzes ein schwieriges Segmentierungsproblem gelöst werden kann. Andererseits wird illustriert, wie mit dem Verfahren die Registrierung verbessert werden kann. Am Ende des Kapitels erfolgt ein kurzer Ausblick über die Möglichkeiten, die hier beschriebenen Methoden weiterzuentwickeln.

5.1 Methodik

Im methodischen Teil des Kapitels wird folgendermaßen vorgegangen. Im ersten Schritt werden einige Charakteristika von Vektorfeldern erklärt. Des Weiteren wird eine Idee zum Gewinn von Informationen aus den Verschiebungsfeldern der Registrierung vorgestellt und erste Möglichkeiten aufgezeigt, wie die so gewonnene Informationen in die Weiterverarbeitung der Bilder integriert werden können.

5.1.1 Einführung

Es wird noch einmal betont, dass das Ergebnis einer Registrierung ein Verschiebungsfeld ist, mit dem das Templatebild transformiert wird. Im Weiteren soll das resultierende Verschiebungsfeld analysiert werden. Die Analyse erfolgt über ein Charakteristikum P[y].

Das Verschiebungsfeld der Registrierung ist ein Vektorfeld. Aus diesem Grund ist es naheliegend als Charakteristika die aus der Vektoranalysis bekannten Operatoren des Vektorfeldes zu verwenden. Im Rahmen dieser Arbeit werden die Divergenz und die Rotation des Transformationsfeldes als Charakteristika vorgeschlagen, aber auch andere Operatoren sind denkbar. Die Definiton der Werkzeuge aus der Vektoranalysis befinden sich in Anhang 13.

In diesem Abschnitt werden ausschließlich zweidimensionale Beispiele verwendet. Die Anwendung der vorgestellten Verfahren auf dreidimensionale Datensätze erfolgt analog, ist aber weniger anschaulich.

Für $d = 2$ sind Divergenz und Rotation des Verschiebungsfeldes y folgendermaßen definiert:

$$\text{div}(y) = \frac{\partial y_1}{\partial x_1} + \frac{\partial y_2}{\partial x_2} \tag{5.1}$$

und

$$\text{rot}(y) = \frac{\partial y_1}{\partial x_2} - \frac{\partial y_2}{\partial x_1}. \tag{5.2}$$

Wie aus obigen zwei Formeln erkannt werden kann, sind sowohl Divergenz als auch Rotation für $d = 2$ Skalarfelder, was ihre Darstellung und Verständnis erleichtert. Nun werden die Eigenschaften der beiden Operatoren beschrieben und mit Beispielen illustriert.

Die Beispiele werden nach folgendem Prinzip aufgebaut. Es werden zwei Datensätze betrachtet, die eine ähnliche Szene darstellen. Zwischen den Aufnahmen beider Datensätze sind gewisse Änderungen vorgekommen. Diese Änderungen sind bekannt und können durch ein Transformationsfeld ausgedrückt werden. Des Weiteren wird dieses Transformationsfeld analysiert, um die Veränderungen nachzuvollziehen.

In der Vektoranalysis bzw. in der Elektrotechnik stellt die Divergenz die Quellstärke eines Bereiches (vgl. dazu [SS06]) dar. Würde der Begriff Divergenz im Bezug auf die Registrierung intuitiv interpretiert, dann könnte gesagt werden, dass die Divergenz die lokale Expansion eines bestimmten Bereiches beschreibt. Das heißt, falls ein Objekt während des Registrierung wächst bzw. schrumpft, wird die Divergenz des Verschiebungsfeldes im Bereich des Objektes größer bzw. kleiner. Damit können durch Divergenz lokale Skalierungen während der Registrierung detektiert werden.

5.1 Methodik 69

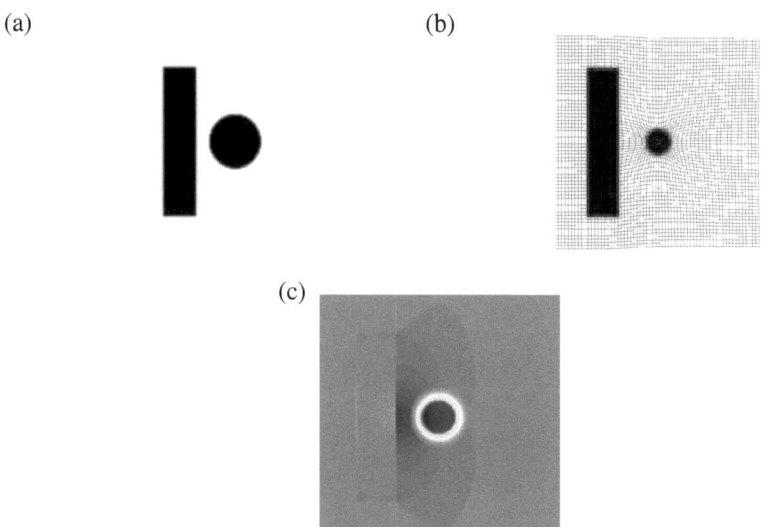

Abbildung 5.1: Beispiel für die Divergenz eines Verschiebungsfeldes: Registrierung eines Objektes mit Größenänderung (a) Startgröße des Kreises, (b) Endgröße des Kreises mit dem durch die Transformation verzerrten Gitter, (c) die zugehörige Divergenz. Die Werte der Divergenz liegen zwischen 0.008 und 0.02. Auf die Abbildung kann in Farbe im OnlinePlus Programm unter „www.viewegteubner.de" und „Ens, Konstantin" zugegriffen werden.

Dieser Sachverhalt wird in Abbildung 5.1 illustriert. Wie schon beschrieben wurde, stellen die Abbildungen (a) und (b) zwei Aufnahmen einer Szene dar, wobei zwischen (a) und (b) uns bekannte Veränderungen vorliegen. In (a) sind ein kleiner Kreis und ein Balken dargestellt. Der Kreis verkleinert sich mit der Zeit. Der Balken bleibt unverändert. Die Endgröße beider Objekte ist in (b) zu sehen. Das durch die Transformation verzerrte Gitter ist auch in (b) mittels Überlagerung abgebildet. In (c) ist die zum Transformationsfeld zugehörige Divergenz dargestellt. Es ist leicht zu erkennen, dass sich die Divergenzwerte um den schrumpfenden Kreis herum von den Werten im Rest des Bildes deutlich unterscheiden.

Im Folgenden sehen wir eine intuitive Erklärung des Begriffs Rotation. Die Rotation beschreibt die Verwirbelungen, die im „Fluss" des Vektorfeldes entstehen. Das heißt, falls das Verschiebungsfeld als ein Strömungsfeld interpretiert wird, so wird durch die Rotation die Geschwindigkeit und die Achse der Drehung eines in der Strömung mitschwimenden Körpers beschrieben (siehe dazu [SS06]).

70 5 Verbesserung der Verfahren durch die Informationen aus dem Verschiebungsfeld

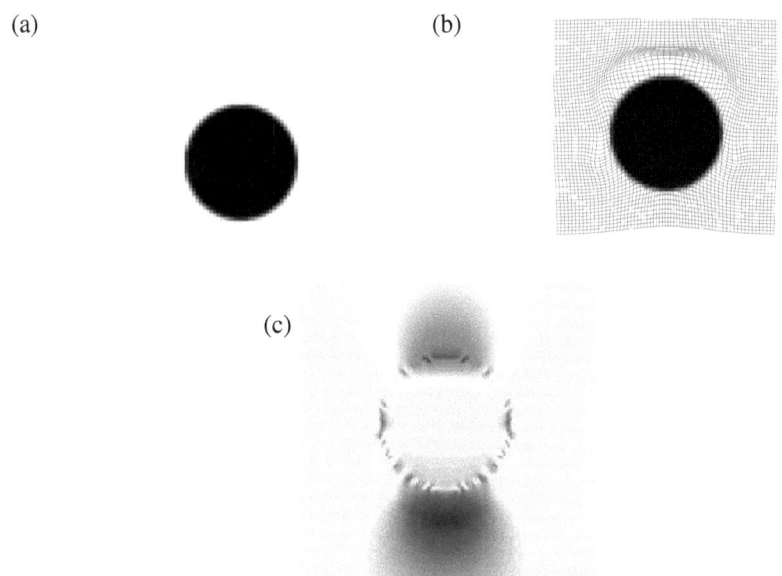

Abbildung 5.2: Ein Beispiel für Rotation eines Verschiebungsfeldes während der Registrierung eines verschobenen Objektes.(a) Startposition des Balls, (b) Endposition des Balls mit dem durch die Transformation verzerrten Gitter, (c) die zugehörige Rotation (Grauwertverlauf). Die Werte der Rotation liegen zwischen -0.2 und 0.2. Auf die Abbildung kann in Farbe im OnlinePlus Programm unter „www.viewegteubner.de" und „Ens, Konstantin" zugegriffen werden.

In Bezug auf die Registrierung bietet sich folgende Interpretation an: Nehmen wir an, ein Objekt im Bild wird verschoben. Daraus folgt, dass die Strukturen, die sich an der neuen Position des Objektes befinden durch die Translation „herausgepresst" werden. An der alten Position des Objektes entsteht durch die Verschiebung eine „Lücke". Diese Lücke wird mit den Strukturen aus der Nachbarschaft gefüllt. Beim Füllen, bzw. Herauspressen können laut den physikalischen Gesetzen der Strömungslehre Verwirbelungen entstehen (vgl. [Spu07]). Die zwischen den Bildern stattgefundenen Ereignisse werden durch das Verschiebungsfeld der Registrierung beschrieben. Durch die Berechnung der Rotation des Verschiebungsfeldes können die beschriebenen Verwirbelungen detektiert werden.

Dieser Sachverhalt wird in der Abbildung 5.2 illustriert. In (a) ist ein Ball in seiner Startposition abgebildet. Der Ball wird nach unten transliert, bis die Position in (b) erreicht wird. Das durch die Transformation verzehrte Gitter ist auch in (b) zu sehen. In (c) ist die zugehörige Rotation dargestellt. Die Turbulenzen um den Ball sind deutlich durch die roten und blauen Extrema zu erkennen.

5.1.2 Idee

Sowohl in der Abbildung 5.1 (c) als auch in der Abbildung 5.2 (c) sind Bereiche zu erkennen, die ähnliche Werte aufweisen. Basierend auf den oben beschriebenen Beobachtungen entstand die folgende Idee: Eine nichtlineare Registrierung als Vorverarbeitungschritt durchzuführen, um von ihrem Verschiebungsfeld zu lernen und um von dem so gewonnenen Wissen in der weiteren Bearbeitung der Bilder zu profitieren. Dies kann folgendermaßen formal beschrieben werden: Es wird ein Charakteristikum $P[y]$ des Verschiebungsfeldes bestimmt. Als ein mögliches Beispiel für diese Charakteristika kann man die Divergenz oder die Rotation des Verschiebungsfeldes benutzen.

Des Weiteren wird der Wertebereich der Charakteristika segmentiert. Basierend auf der Segmentierung wird eine Menge von Bereichen $\Sigma_j \subseteq \Omega$, $j = 1,...,K, K \in \mathbb{N}$ extrahiert, die die folgenden Eigenschaften erfüllen:

1. Die Zerlegung von Ω in eine Partition. Dies ist durch die Segmentierung von $P[y]$ gegeben

$$\Sigma_j = \{P[y(x)] \approx \text{const}_j\}, \qquad (5.3)$$

$$\Sigma_j \cap \Sigma_k = \emptyset, \quad \text{für} \quad j \neq k \quad \text{und} \quad \bigcup_j \overline{\Sigma}_j = \overline{\Omega}, \qquad (5.4)$$

wobei durch $\overline{\Omega}$ der Abschluß von Ω bezeichnet wird.

2. Unterdrücken des Rauschens:

Die Gebiete, die zu klein sind, werden ignoriert. Das garantiert uns die Eigenschaft

$$\left(\text{vol}(\Sigma_j) := \int_{\Sigma_j} dx\right) \geq \nu, \qquad (5.5)$$

wobei durch $\nu \in \mathbb{R}^+$ ein von Benutzer vorgegebener Schwellwert bezeichnet wird.

Die Idee hier ist, so entstandenen Gebiete Σ_j für die Verbesserung verschiedener Verfahren zu nutzen. Die Möglichkeiten dazu werden in den weiteren Abschnitten erläutert. Zuerst wird gezeigt, wie die vorgeschlagene Methode zur Segmentierung benutzt werden kann. Dann wird eine Möglichkeit, mit dem Ansatz die Registrierungsergebnisse durch eine separate Registrierung zu verbessern, illustriert. Beide Möglichkeiten werden mit einem akademischen und einem realen Beispiel präsentiert.

5.2 Verbesserung der Segmentierung

In diesem Abschnitt wird basierend auf der oben beschriebenen Idee ein Algorithmus vorgeschlagen, mit dem aus der nichtlinearen Registrierung bestimmte Informationen extrahiert werden können und wie dieses Wissen erfolgreich für die Segmentierung der Datensätze verwendet werden kann.

5.2.1 Algorithmus

Die schematische Darstellung des vorgeschlagenen Algorithmus findet sich in der Tabelle 5.1.

SCHRITT	AKTION	ERGEBNIS
1.	Führe Registrierung durch	$\rightarrow y$
2.	Berechne die Charakteristika des Verschiebungsfeldes	$\rightarrow P[y]$
3.	Partitioniere den Wertebereich der Charakteristika	$\rightarrow \Sigma_j$
4.	Segmentiere die Bilder basierend auf den Berechnungen aus dem Schritt 3.	$\rightarrow C$

Tabelle 5.1: Algorithmus mit dem Informationen aus der Bildregistrierung extrahiert werden können, um dadurch eine Segmentierung des Datensatzes zu erzeugen.

Schritt 1: Registrierung

Im ersten Schritt werden die Bilder registriert. Die verschieden Registrierungsverfahren sind im Kapitel 2 ausführlich beschrieben.

5.2 Verbesserung der Segmentierung

Schritt 2: Berechnung der Charakteristika des Verschiebungsfeldes

Im zweiten Schritt werden verschiedene Charakteristika des Verschiebungsfeldes berechnet. Im Rahmen dieser Arbeit finden die Rotation und die Divergenz des Verschiebungsfeldes als solche Charakteristika Verwendung.

Schritt 3: Partitionierung der Charakteristika

In diesem Schritt werden die Charakteristika des Verschiebungsfeldes partitioniert. Das heißt, falls die Werte der Charakteristika eine bestimmte Variabilität aufweisen, wird das entsprechende Rotations-, oder Divergenzfeld segmentiert. Die Variabilität wird durch die Größe der Bereiche und deren Kontrastunterschiede beurteilt. Es werden damit nur „große" Bereiche Σ_j mit wesentlichen Kontrastunterschieden segmentiert, wobei die Größe der minimalen Flächen Σ_j, die für Segmentierung noch akzeptabel sein sollen, anwendungsspezifisch sind. Wir benutzen die Chan-Vese Approximation des Mumford-Shah Funktionals (vgl. Abschnitt 3.3.2) als externe Energie für die Segmentierung. Der für uns entscheidende Vorteil der Chan-Vese Approximation liegt darin, dass der für die Segmentierung notwendige Schwellwert ν automatisch und mit kleinem Rechenaufwand bestimmt wird. Als interne Energie wird die Länge der Kontur (vgl. Abschnitt 3.2) benutzt.

Schritt 4: Segmentierung der Datensätze

Im letzten Schritt wird die Segmentierung der Charakteristika auf den Datensatz übertragen.

Im Weiteren wird der vorgestellte Algorithmus mit einem akademischen und einem realen Beispiel illustriert.

5.2.2 Akademisches Beispiel

Hier wird ein Beispiel für einen Fall gezeigt, in dem eine konventionelle Segmentierung unmöglich ist, der neue Ansatz aber robuste Ergebnisse liefert. Dieses akademische Beispiel synthetisiert das folgende medizinische Problem: Es sind zwei Follow-Up-CT Brustkorb-Aufnahmen eines Patienten gegeben. Auf beiden Aufnahmen sind Tumore zu finden. Wesentlich ist, dass uns besonders die Tumore interessieren, deren Volumen sich verändert hat. Oft sind die Tumore mit den Gefäßen verwachsen, so dass die beiden Strukturen nicht mit konventionellen automatischen Segmentierungsmethoden, sondern nur durch einem Experten trennbar sind [SWG+05]. Unser Verfahren liefert dagegen eine automatische Segmentierung des Tumors.

74 5 Verbesserung der Verfahren durch die Informationen aus dem Verschiebungsfeld

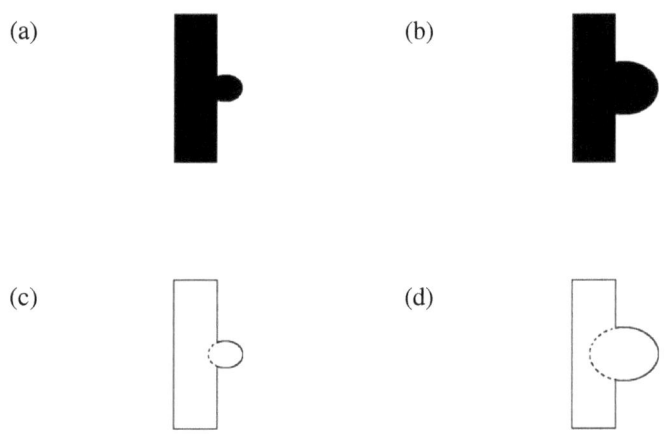

Abbildung 5.3: (a) Erste Aufnahme bei einer Follow-Up-Untersuchung, (b) Zweite Aufnahme bei einer Follow-Up-Untersuchung; die Konturen der ersten (c) und der zweiten (d) Aufnahme. Die sichtbaren Konturen von Gefäß und Tumor sind mit einer durchgezogenen Linie gekennzeichnet. Die vermutliche Trennung zwischen Tumor und Gefäß ist mit einer gestrichelten Linie verdeutlicht.

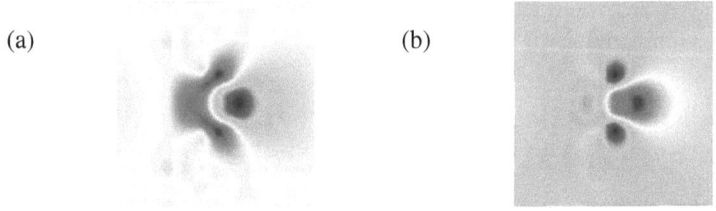

Abbildung 5.4: (a) Divergenz des Verschiebungsfeldes nach der Registrierung mit dem konventionellem Ansatz. Bei der Registrierung wurde 5.3 (a) als Referenz und 5.3 (b) als Template benutzt. (b) Divergenz des Verschiebungsfeldes nach der Registrierung mit dem konventionellem Ansatz. Bei der Registrierung wurde 5.3 (b) als Referenz und 5.3 (a) als Template benutzt. Auf die Abbildung kann in Farbe im OnlinePlus Programm unter „www.viewegteubner.de" und „Ens, Konstantin" zugegriffen werden.

5.2 Verbesserung der Segmentierung

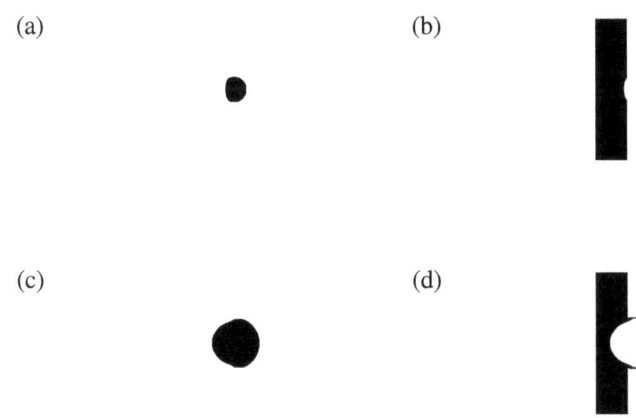

Abbildung 5.5: Segmentierung des ersten Bildes ((a) und (b)) und des zweiten Bildes ((c) und (d)).

76   5 Verbesserung der Verfahren durch die Informationen aus dem Verschiebungsfeld

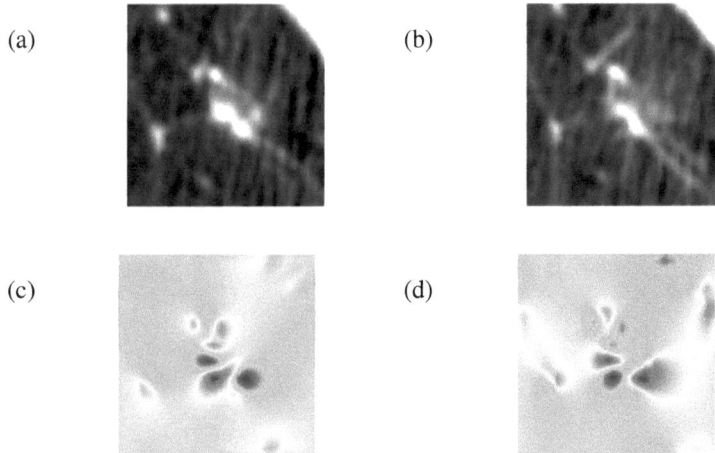

Abbildung 5.6: Zwei Follow-Up-CT Brustkorbaufnahmen eines Patienten: (a) Die Aufnahme wurde 60 Sekunden, nachdem dem Patienten ein Kontrastmittel verabreicht wurde, gemacht. (b) Die Aufnahme wurde 180 Sekunden, nachdem dem Patienten ein Kontrastmittel verabreicht wurde, gemacht. In den Abbildungen (c) und (d) wurde die Divergenz des Verschiebungsfeldes visualisiert. Auf die Abbildung kann in Farbe im OnlinePlus Programm unter „www.viewegteubner.de" und „Ens, Konstantin" zugegriffen werden.

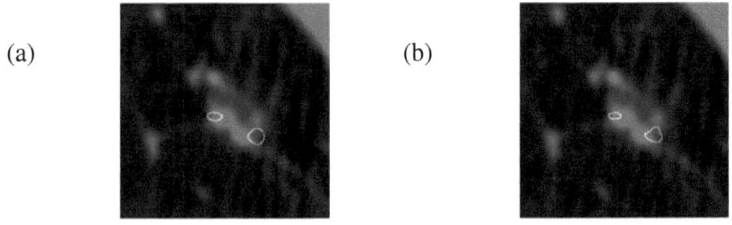

Abbildung 5.7: Die detektierten Konturen stammen aus der Divergenz der Registrierung unter (a) Benutzung von 5.6 (a) als Referenz und (b) Benutzung von 5.6 (b) als Referenz.

5.2 Verbesserung der Segmentierung

In der Abbildung 5.3 ist ein solcher Fall illustriert. In der Abbildungen 5.3 (a) und (b) sind an die Gefäße angewachsene Tumore dargestellt. Falls versucht wird, mit konventionellen Methoden zu segmentieren, so werden Tumor und Gefäß als eine Einheit betrachtet und als Ergebnis wird die durchgezogene Linie aus den Abbildungen 5.3 (c) und (d) geliefert. Man ist aber an der gestrichelten Linie aus den Abbildungen 5.3 (c) und (d), die den Tumor und das Gefäß voneinander trennt, interessiert.

Mit Hilfe unseres Algorithmus lassen sich die Tumoren in folgenden Schritten segmentieren. Als erstes werden die Bilder gegenseitig elastisch aufeinander registriert (vergleiche (2.12)), wobei als Registrierungsparameter $\alpha = 0.01$, $\lambda = 1$ und $\mu = 1$ gewählt wurden. Durch die Parameterwahl hat man direkten Einfluss auf die Glattheit des Verschiebungsfeldes und dadurch auf die Größe des Bereiches Σ_j.

Im zweiten Schritt werden Charakteristika der Verschiebungsfelder (hier die Divergenz) berechnet. In der Divergenz beider Deformationsfelder ist ein großer Bereich zu sehen, dessen Werte deutlich von den Übrigen abweichen und relativ konstant sind (vgl. Abbildung 5.4 (a) und (b)). Was die Aussage bestätigt, dass sowohl die Schrumpfung als auch die Expansion sehr gut mit der Divergenz messbar sind. Das ist der Grund, warum im nächsten Schritt durch die Einbeziehung der Information aus der Divergenz segmentiert wird. Die neu berechneten Segmente detektieren sehr genau wachsende, bzw. schrumpfende Tumore. In der Abbildung 5.5 sind die segmentierten Tumore und Gefäße dargestellt.

5.2.3 Reales Beispiel

Das oben beschriebene Verfahren wird hier mit realen Datensätzen illustriert. In der Abbildung 5.6 (a) und (b) sind Ausschnitte aus zwei Follow-Up-CT Brustkorb-Aufnahmen eines Patienten zu sehen, die in Universitätsklinikum Hamburg-Eppendorf bei einer Routineuntersuchung entstanden sind. Die Strukturen in (a) wurden nach 60 Sekunden, nachdem dem Patienten ein Kontrastmittel verabreicht wurde, aufgenommen. In (b) sind zwischen Verabreichung und Aufnahme 180 Sekunden vergangen. Klinisch signifikant sind Anzahl und Volumenänderung der gefärbten Strukturen. Das Problem liegt darin, dass es vor der Registrierung unmöglich zu sagen ist, ob in der Mitte ein oder zwei Tumore dargestellt sind. Nach der Einbeziehung der Information aus der Divergenz (vgl. Abbildung 5.6 (c) und (d)) kann das Problem einfacher gelöst werden. In der Abbildung 5.7 sind die Aufnahmen aus 5.6 (a) und (b) mit überlagerten Konturen der Divergenz dargestellt.

Die Frage über die Anzahl von Stellen, aus denen das Kontrastmittel besonders schnell abgebaut wurde, kann hier beantwortet werden.

Die beiden Beispielen haben gezeigt, dass das entwickelte Verfahren gut für die Segmentierung bzw. Detektion anwendbar ist.

5.3 Verbesserung der Registrierung

Hier schlagen wir einen Algorithmus vor, in dem aus der nichtlinearen Registrierung bestimmte Informationen extrahiert werden können und wie dieses Wissen erfolgreich für die Verbesserung der Registrierungsergebnisse verwendet werden kann.

5.3.1 Algorithmus

Der Algorithmus ist in der Tabelle 5.2 dargestellt. Im Weiteren werden einzelne Schritte des Algorithmus ausführlich betrachtet.

SCHRITT	AKTION	ERGEBNIS
1.	Führe Registrierung durch	$\to y$
2.	Berechne die Charakteristika des Verschiebungsfeldes	$\to P[y]$
3.	Partitioniere den Wertebereich der Charakteristika	$\to \Sigma_j$
4.	Segmentiere die Bilder basierend auf den Berechnungen aus dem Schritt 3.	$\to C$
5.	Registriere die entsprechenden Segmente separat	$\to y_j$
6.	Kombiniere die entstandenen Verschiebungsfelder und transformiere damit das Template.	$\to y_{new}$
	Wenn Ergebnisse der Registrierung nicht akzeptabel, gehe mit y_j zu Schritt 2	

Tabelle 5.2: Algorithmus für die Verbesserung der Registrierung.

5.3 Verbesserung der Registrierung

Schritte 1 - 4

Diese Schritte verlaufen identisch zu den ersten vier Schritten des im letzten Abschnitt vorgestellten Algorithmus zur Verbesserung der Segmentierung und werden nicht erläutert. Auch hier beginnen wir mit einem Registrierungsschritt. Nachfolgend werden die Charakteristika des Verschiebungsfeldes berechnet, deren Wertebereich partitioniert und anschließend die Bilder segmentiert.

Schritt 4: Separate Registrierung der Segmente

Die im vorherigen Schritt entstandenen Segmente Σ_i werden getrennt registriert. Das heißt, dass für i Segmente i parallele Registrierungen durchgeführt werden, wobei in jeder einzelnen Registrierung nur die Strukturen aus den entsprechenden Bildbereichen im Referenz- und Templatebild berücksichtigt werden.

Schritt 5: Zusammensetzung des neuen Verschiebungsfeldes

Das zusammengesetzte Verschiebungsfeld wird durch die Technik erzeugt, die in der Computergraphik als Blending [PD84] oder konvexe Kombination bekannt ist. Dabei werden die einzelnen Verschiebungsfelder aus dem vorherigen Schritt folgenderweise miteinander kombiniert:

$$y_{new}(x) = \sum_i \gamma_i(x) \cdot y_i(x), \tag{5.6}$$

wobei $\gamma_i : \mathbb{R}^d \to \mathbb{R}$ so genannte Gewichtungsfunktionen sind. Durch diese Funktionen wird beeinflusst, wie stark bestimmte Verschiebungsfelder in die Kombination miteinfließen. Für die Gewichtungsfunktionen gilt für alle x: $\sum_i \gamma_i(x) = 1$ und $\gamma_i(x) = 0$, falls x nicht im vorher definierten Vertrauensbereich der Breite ε liegt. Ein Beispiel für ein eindimensionales Blending ist in der Abbildung 5.8 zu finden.

5.3.2 Akademisches Beispiel

Auch der Algorithmus für die Verbesserung der Registrierung wird mit zwei Beispielen illustriert. Als Motivation für beide Beispiele wird von uns die muskuloskelettale Biomechanik des Kniegelenks aufgegriffen. In der Abbildung 5.9 sehen wir zwei Darstellungen, die ein gestrecktes (a) und ein angewinkeltes (b) Knie skizzieren sollen. Im Weiteren wird bei der Beschreibung der Bilder über das Knie gesprochen, wenn der Knick in der Mitte gemeint ist. Der obere und untere Balken werden entsprechend Ober- und Unterschenkel genannt. Unser Ziel ist es, die Bilder zu registrieren. Wir wenden zuerst eine affine und dann eine nicht lineare Registrierung an. Das mit dem Verschiebungsfeld aus der affinen Registrierung

80 5 Verbesserung der Verfahren durch die Informationen aus dem Verschiebungsfeld

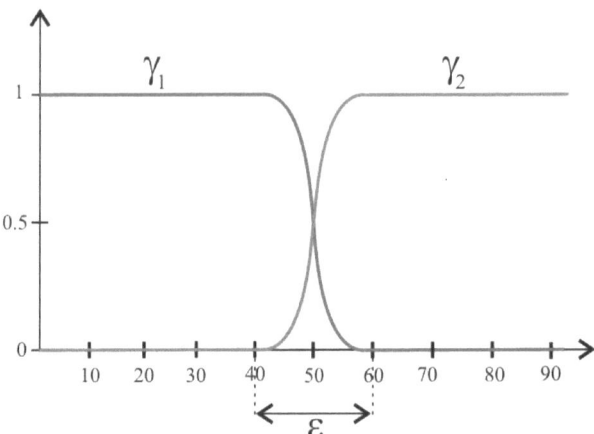

Abbildung 5.8: Ein Beispiel für die während des Blending verwendeten Gewichtungsfunktionen γ_1 und γ_2. Die Funktion γ_1 hat im Bereich $[0,40]$ den Wert 1. Das heißt, dass das zusammengesetzte Verschiebungsfeld in diesem Bereich vollständig aus y_1 gebildet wird. Im Bereich $(40,60)$ gilt $0 < \gamma_1, \gamma_2 < 1$. Das heißt, das in diesem Bereich beide Verschiebungsfelder miteinander kombiniert werden. Im weiteren Verlauf gilt $y_{new} = y_2$. Auf die Abbildung kann in Farbe im OnlinePlus Programm unter „www.viewegteubner.de" und „Ens, Konstantin" zugegriffen werden.

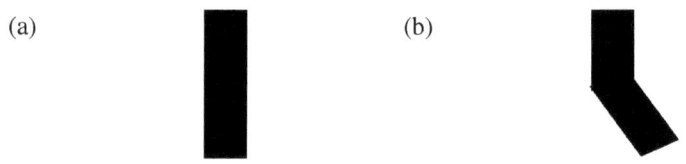

Abbildung 5.9: (a) Referenzbild: gestrecktes Knie, (b) Templatebild: angewinkeltes Knie.

transformierte Templatebild ist in Abbildung 5.12 (a) zu sehen. Die Abbildung 5.12 (b) stellt das Template, das mit dem Verschiebungsfeld aus der affinen und nicht linearen Registrierung entstanden ist, dar. Als Registrierungsparameter sowohl hier, als auch in den weiteren Berechnungen benutzen wir $\alpha = 1$, $\lambda = 1$ und $\mu = 1$. Das ist eine typische Parameterwahl für die Registrierung ähnlicher Datensätze. Wir können Folgendes beobachten: Vor der Registrierung lagen die Oberschenkel in

5.3 Verbesserung der Registrierung

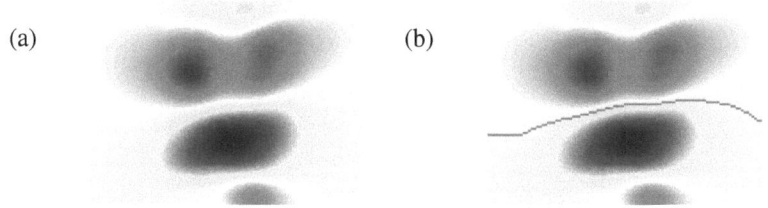

Abbildung 5.10: (a) Rotation des Verschiebungsfeldes nach der Registrierung mit dem konventionellem Ansatz, (b) Rotation aus (a) mit der Trennlinie aus einer Segmentierung. Auf die Abbildung kann in Farbe im OnlinePlus Programm unter „www.viewegteubner.de" und „Ens, Konstantin" zugegriffen werden.

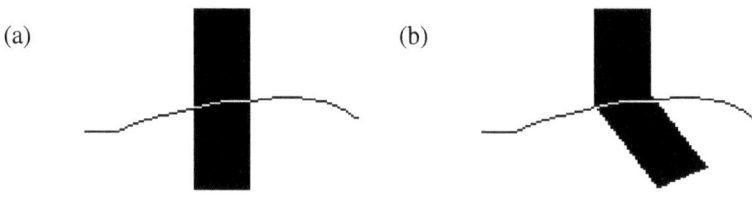

Abbildung 5.11: (a) segmentiertes Referenzbild, (b) segmentiertes Templatebild.

Template und Referenz auf der gleichen Position. Der Unterschenkel im Templatebild war im Vergleich zum Unterschenkel im Referenzbild angewinkelt. Die affine Registrierung hat die Position des Knies so verändert, dass sowohl Ober- als auch Unterschenkel leicht angeknickt sind. Die abschließende nichtlineare Registrierung versucht diese Anknickungen auszugleichen, scheitert aber sowohl an den äußeren Enden des Schenkels, als auch im Knie.
Nun wird der vorgeschlagene Algorithmus angewendet. Die Rotation des Verschiebungsfeldes wird berechnet, mit der das Bild in der Abbildung 5.12 (b) erzeugt wurde. Wir erhalten zwei große Plateaus mit unterschiedlichen Wertverteilungen (vgl. Abbildung 5.10 (a)). Die Plateaus lassen sich leicht segmentieren. Die Trennlinie der Segmentierung ist in der Abbildung 5.10 (b) zu sehen. Wir übertragen diese Trennlinie auf die Bilder (vgl. Abbildung 5.11 (a) und (b)). Danach registrieren wir das obere und das untere Segment affin. Die resultierenden Transformationsfelder kombinieren wir mit dem beschriebenen Blendingverfahren, wobei $\varepsilon = 0,2$ gewählt wurde. Das mit dem Ergebnis der Kombination transformierte Templatebild ist in

82   5 Verbesserung der Verfahren durch die Informationen aus dem Verschiebungsfeld

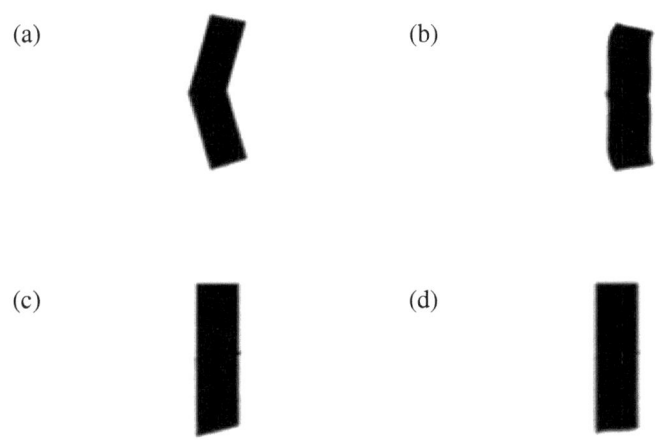

Abbildung 5.12: Templatebild transformiert mit dem Verschiebungsfeld aus (a) affine Registrierung, (b) nichtlineare Registrierung, (c) mit unserem Algorithmus zusammengesetztes Transformationsfeld aus separaten affinen Registrierungen, (d) mit nichtlinearer Registrierung verbessertes Ergebnis aus (a).

der Abbildung 5.12 (c) zu sehen. Eine Verzerrung des Oberschenkels hat in diesem Fall nicht stattgefunden. Auch das Transformationsfeld im Kniebereich fällt viel natürlicher aus. Der Unterschenkel weist jedoch im unteren Bereich noch einige Verzerrungen auf, die jedoch nach einer nichtlinearen Registrierung (vgl. Abbildung 5.12 (d)) fast behoben sind. Damit liefert die neue Registrierungsmethode für dieses Beispiel plausiblere Ergebnisse als die herkömmliche.

5.3.3 Reales Beispiel

Hier wird der Sachverhalt aus dem letzten Beispiel mit realen, aus medizinischer Sicht interessanten, Datensätzen illustriert. Als Motivation für das Beispiel dient weiterhin die muskuloskelettale Biomechanik des Kniegelenks. Die beiden Aufnahmen sind T1-gewichtete MR Bilder eines Kniegelenkes, wobei das Template eine MR Aufnahme des angewinkelten Knies ist (vergleiche Abbildung 5.13 (b)) und die Referenz eine des gestreckten Knies (vergleiche Abbildung 5.13 (a)). Die Registrierung solcher Bilder ist wichtig für die präoperative Planung zur Umstellung des Gelenkersatzes [KKM05]. Die beiden Bilder wurden zuerst affin und dann

5.3 Verbesserung der Registrierung

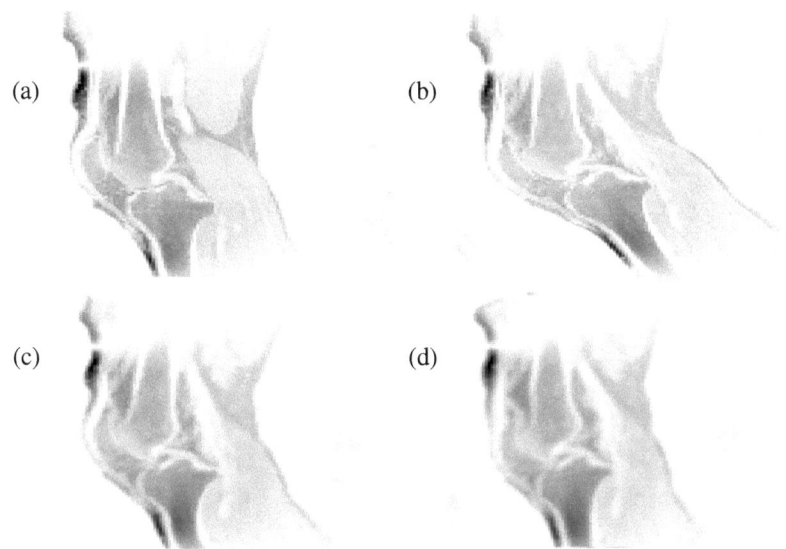

Abbildung 5.13: (a) Referenzbild, (b) Templatebild, (c) Templatebild transformiert mit dem Verschiebungsfeld aus affiner und nichtlinearer Registrierung, (d) Templatebild transformiert mit dem nach unserem Algorithmus berechneten Verschiebungsfeld.

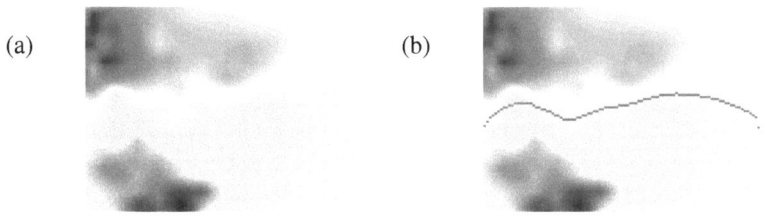

Abbildung 5.14: (a) Rotation des Verschiebungsfeldes nach der Registrierung mit dem konventionellen Ansatz, (b) Rotation des Verschiebungsfeldes aus (a) mit der Trennlinie aus einer Segmentierung. Auf die Abbildung kann in Farbe im OnlinePlus Programm unter „www.viewegteubner.de" und „Ens, Konstantin" zugegriffen werden.

nichtlinear registriert. Das Ergebnis der Registrierung ist in der Abbildung 5.13 (c) dargestellt. Es sind zwei Probleme des herkömmlichen Ansatzes zu erkennen, die auch während der Registrierung des akademischen Kniegelenks zu sehen waren:

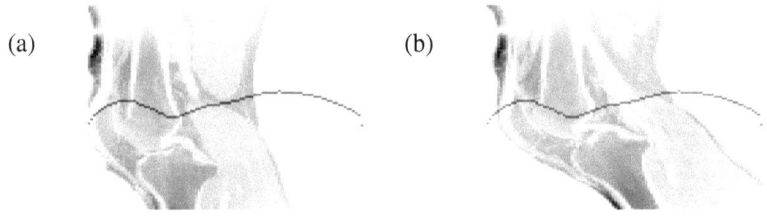

Abbildung 5.15: (a) Segmentierung des Referenzbildes, (b) Segmentierung des Templatebildes.

1. Das Ergebnisbild zeigt ein noch zum Teil angewinkeltes Knie, während in der Referenz ein gestrecktes Knie zu sehen ist.
2. Der Schienenbeinknochen ist im unteren Teil des Bildes auf eine unnatürliche Weise verformt.

Frühere Versuche, diese Probleme zu lösen, sind mit einer nichtautomatischen Vorsegmentierung des Bildes verbunden, wobei von einem Experten die Knochen detektiert wurden, wie es beispielsweise in [LHH97] und [LMVS04] beschrieben ist. Mit dem hier vorgestellten Algorithmus ist es uns gelungen, gute Ergebnisse ohne Vorsegmentierung zu erzielen (vergleiche Abbildung 5.13 (d)). Auch hier wird die Rotation des Verschiebungsfeldes als Charakteristikum ausgenutzt (vgl. Abbildung 5.14 (a)). Die Segmentierung der Rotation ist in der Abbildung 5.14 (b) visualisiert. Also können die Bilder durch die Segmentierung der Rotation in zwei Bereiche aufgeteilt werden (vergleiche Abbildung 5.15), wobei die Trennlinie durch das Kniegelenk verläuft. Die zugehörigen Segmente werden separat linear registriert. Die entstandenen Verschiebungsfelder setzen wir, wie in Gleichung (5.6) definiert, zusammen, wobei $\varepsilon = 10$ sich durch empirische Experimente als gut erwiesen hat. Des Weiteren wird das Templatebild mit dem zusammengesetzten Verschiebungsfeld transformiert. Das Ergebnis ist in der Abbildung 5.13 (d) dargestellt. Es ist zu erkennen, dass die beiden oben angesprochenen Probleme hier behoben sind.

5.4 Zusammenfassung

In diesem Kapitel wurde die Idee vorgestellt, Informationen aus einer Registrierung zu extrahieren, um die Weiterverarbeitung von Bildern zu erleichtern. Die vorgestellte Idee wurde mit Algorithmen umgesetzt, in denen die so erhaltenen Informationen für die Verbesserung der Registrierung und für die Segmentierung benutzt

5.4 Zusammenfassung

werden. Die beschriebenen Algorithmen wurden je mit zwei für die Praxis relevanten Beispielen evaluiert, wobei zufriedenstellende Ergebnisse erzielt werden konnten. Bei den Beispielen handelt es sich nur um einen kleinen Teil der Probleme, die vom vorgestellten Verfahren profitieren können.

Als weiterer Schritt, wäre es interessant zu versuchen, die Charakteristika des Verschiebungsfeldes als weiche, bzw. harte Nebenbedingungen [HM07a, Mod03] in die Registrierung einzubeziehen.

6 Verbesserung der Symmetrie von Hirnaufnahmen entlang der Sagittalebene

Dieses Kapitel beschäftigt sich mit einem bisher ungelösten Problem aus der Neurologie und stellt einen Algorithmus für die Verbesserung der Symmetrie von Hirnaufnahmen entlang der Sagittalebene vor. Der vorgeschlagene Algorithmus nutzt gleichzeitig sowohl die Bausteine der Segmentierung (aktive Konturen und externe Energie), als auch der Registrierung (angepasste Kostenfunktion und Transformation), um das Problem der Unsymmetrie zu lösen.

6.1 Einführung

Die Tatsache, dass jede Hirnaufnahme durch eine Ebene in zwei Hirnhälften geteilt werden kann, ist prinzipiell falsch. In aller Regel ist das menschliche Gehirn bezüglich der sagittalen Ebene nicht symmetrisch [Kim73]. Es existieren jedoch eine Reihe von Anwendungen, für die ein entlang der Sagittalebene symmetrisches Gehirn von Vorteil wäre, beispielsweise die Visualisierung eines medialen Hirnschnitts, die Verwendung von symmetrischen Hirnatlanten oder die voxelweise Symmetrieanalyse beider Hirnhälften, die üblicherweise durch Spiegelung der Aufnahme erreicht werden [OSPvO03]. Derzeit wird die fehlende Symmetrie bei Atlanten nicht berücksichtigt [Abb03] oder vernachlässigt [Aea08]. Beispielsweise führt kein Registrierverfahren für Hirnscans einen Ausgleichsschritt durch, der die Trennfläche beider Hirnhälften auf eine Ebene transformiert. So sind Symmetriemaße medial fehlerbehaftet. Schließlich ist auch für die Erstellung von Hirnatlanten aus individuellen Aufnahmen eine in diesem Artikel beschriebene Verarbeitung wünschenswert.

Im folgenden Kapitel wird ein auf Registrierungs- und Segmentierungsmethoden basierendes Konzept vorgestellt, mit dem die Symmetrie der Hirnhälften entlang der Sagittalebene verbessert werden kann. Im Rahmen dieser Arbeit wird ein Verfahren entwickelt, mit dessen Hilfe mit einer speziellen Kostenfunktion und Werkzeugen aus der Bildsegmentierung eine sagittale Trennfläche zwischen den Hirnhälften ermittelt wird, die anschließend auf eine Ebene mit Hilfe der linearen Interpolation transformiert werden kann.

6.2 Methodik

In dem methodischen Teil des Abschnitts wird folgendermaßen vorgegangen. Im ersten Schritt wird eine Idee zur Detektion der Trennfläche beider Hirnhälften erklärt. Des Weiteren wird basierend auf der vorgestellten Idee ein Framework beschrieben, in dem die Symmetrie von morphologischen Hirnaufnahmen verbessert werden kann.

6.2.1 Idee

Die Ermittlung der Trennfläche beider Hirnhälften, die hinterher auf eine Ebene abgebildet werden soll, ist nicht trivial, denn sie verläuft zwar zwischen den Kortexoberflächen beider Hirnhälften, aber sie schneidet Strukturen im Klein- und Mittelhirn. Einfache, schwellwertbasierte Methoden zur Segmentierung der beiden Hirnhälften sind deshalb nicht anwendbar. Ein komplexes, modellbasiertes Verfahren wäre hingegen wegen der großen individuellen Variabilität von Hirnstrukturen nur mit großem Aufwand zu entwickeln. In dieser Arbeit wird deshalb lediglich die Trennfläche beider Hirnhälften modelliert und durch aktive Konturen detektiert.

Das vorliegende Problem kann mathematisch als Minimierungsaufgabe formuliert werden.

Definition 6.1 (Symmetrieproblem)
Gegeben sei ein dreidimensionales Bild $I(x,y,z) \in \mathbb{R}$ auf dem Einheitswürfel $\Omega = [0,1]^3$. Gesucht sei eine über der (y,z)-Ebene parametrisierte Fläche $P: \mathbb{R}^2 \to \mathbb{R}$, $(y,z) \to P(y,z) = x$, so dass das Funktional

$$J[I;P] = C[I;P] + S[P] \qquad (6.1)$$

minimiert wird.

An die gesuchte parametrisierte Fläche sind zwei Bedingungen gestellt. Sie soll erstens in der Mitte zwischen den beiden Hirnhälften verlaufen und zweitens möglichst glatt sein. Beide Bedingungen lassen sich durch geschickte Wahl der Summanden im zu minimierenden Funktional erreichen. Der erste Summand C ist eine spezielle Kostenfunktion, die die Position der Trennfläche beschreibt. Durch den Regularisierer S wird die Glattheit der geforderten Fläche beschrieben. Als interne Energie dient die 1987 von Kass, Withkin und Terzopolous [KWT87] für die Regularisierung der aktiven Konturen vorgeschlagene Komponente, die in Abschnitt 3.2 besprochen wurde. Die Anwendung der Komponente auf die parametrisierte Fläche

6.2 Methodik

$$S[P] := \frac{1}{2} \int_0^1 \int_0^1 |\nabla P(y,z)|^2 dy\, dz, \qquad (6.2)$$

erlaubt sowohl eine starke Krümmung als auch die Bildung von Löchern der Fläche zu vermeiden.

Die Kostenfunktion C soll berücksichtigen, dass die zu berechnende Fläche das Bild in zwei Teile mit möglichst symmetrischem Inhalt aufteilt. Idealerweise sollten also zu beiden Seiten der Fläche die entsprechenden Grauwerte gleich sein. Dies ist der Fall, wenn das folgende Funktional den Wert Null hat

$$C[I;P] := \frac{1}{2} \int_0^1 \int_0^1 \int_0^{\Delta x} (I(P(y,z)+s,y,z) - I(P(y,z)-s,y,z))^2 ds\, dy\, dz, \qquad (6.3)$$

wobei durch Δx das Vertrauensintervall also der Bereich um die Trennfläche definiert wird, in dem die Symmetrie durch die Bildung der Differenzen der Grauwerte gemessen wird.

6.2.2 Anwendung der Variationsrechnung

Für die Berechnung eines Minimums von (6.1) lässt sich mit Hilfe der Variationsrechnung eine notwendige Bedingung erster Ordnung an das Minimum angeben. Die linke Seite der Euler-Lagrange-Gleichung ist aus der Segmentierung (vergleiche Abschnitt 3.6.2) bekannt. Die aus der Ableitung der Kostenfunktion C entstandene Kraft ist im nachfolgenden Satz dargestellt.

Satz 6.1 (Kraft der Verbesserung der Symmetrie)
Sei I ein Bild auf Ω, P eine differenzierbare parametrisierte Fläche und δ in der Definition 3.11 eingeführte Dirac-Stoß. Dann ist

$$f[x,y,z,P] = (I(P(y,z)+s,y,z) - I(P(y,z)-s,y,z)) \cdot \delta(P(y,z)) \qquad (6.4)$$

die *Kraft der Verbesserung der Symmetrie*.

Die Herleitung ist identisch mit der im Anhang 12 exemplarisch berechneten Kraft aus Satz 4.1.

Des Weiteren wird die Gleichung mit finiten Differenzen diskretisiert und schließlich über eine Fixpunktiteration gelöst.

6.2.3 Verlauf des Algorithmus

Die numerische Lösung des Segmentierungsproblems wird nach dem, in der Tabelle 2.3 dargestellten, Algorithums berechnet.

AKTION	ERGEBNIS
1. Initialisiere den Startwert	$\to P^{(0)}$
2. *Starte die Schleife*, iter := 0	
a. Berechne die Kraft aus $C[I; P^{(\text{iter})}]$	$\to f$
b. Löse $\text{A}[P^{(\text{iter}+1)}] = f[I; P^{(\text{iter})}]$	$\to P^{(\text{iter}+1)}$
c. Prüfe die Abbruchkriterien, iter = iter + 1	$\to$ iter
Ende der Schleife für die Verbesserung der Symmetrie	
3. Interpolation des Volumens	

Tabelle 6.1: Algorithmus für die Verbesserung der Symmetrie von Hirnaufnahmen.

Als Startposition der Trennfläche bietet sich die (y, z)-Ebene in der Mitte des Volumens an, wenn durch einen vorgeschalteten Registrierschritt, z.B. [MF93], der Hirnscan in etwa mittig im Volumen liegt. Gängige Koordinatensysteme für Atlasscans (MNI, Talairach) haben diese Eigenschaft [CM05, TT88]. Im letzten Schritt soll nun basierend auf der berechneten Symmetriefläche eine Symmetrieebene in der Mitte des Volumens erzeugt werden. Hinzu wird das gesamte Volumen entsprechend zeilenweise entlang der x-Achse linear interpoliert.

6.3 Beispiele und Ergebnisse

Dieser Abschnitt beschreibt die Anwendung der vorgestellten Methode in zwei Szenarien: (i) Visualisierung eines medial geschnittenen, T1-gewichteten MR-Hirnscans, (ii) Symmetrieanalyse.

6.3 Beispiele und Ergebnisse

Für die Visualisierungsaufgabe wurde der vom *International Consortium for Brain Mapping* (ICBM) [Abb03] zur Verfügung gestellte MR Atlas verwendet, der sich im MNI-Raum befindet. Die Ausschnitte des Atlasses vor und nach der Erstellung der Symmetrie sind in Abbildung 6.1 zu sehen. Rote Pfeile in Abbildung 6.3 markieren Regionen, die deutlich von der Symmetrieebene abweichen. Nach der Anwendung der vorgestellten Methode auf den ICBM-Atlas erhalten wir die in Abbildung 6.3 illustrierte Trennfläche. Abbildung 6.3 zeigt exemplarisch einige Transversalschnitte mit detektierter Trennfläche. Die entprechenden Bilder nach der Interpolation sind in Abbildung 6.4 und 6.3 dargestellt. Es ist leicht zu erkennen, dass die Trennfläche jetzt eben zwischen den Hirnhälften verläuft.

Die visuell festgestellte Verbesserung lässt sich quantitativ durch eine Symmetrieanalyse bestätigen. Es wurden zwei Qualitätsmaße ausgewertet: das Symmetriemaß $C[I;P]$ aus (6.3), das auch minimiert wurde, und die Summe I der Grauwerte auf der sagittalen Ebene vor und nach Transformation des Volumens. Motivation für I ist die Tatsache, dass T1-Intensitätswerte im Gewebe höher sind als in der Hirnflüssigkeit. Eine optimale Trennfläche beider Hirnhälften sollte also eine minimale Summe der auf ihr enthaltenen Intensitätswerte zeigen. Die Symmetrieanalyse fand auf 53 Datensätzen aus der ADNI-Datenbank [ADN09] statt. Die Scans wurden vorher mit einem Registrierverfahren und einem entsprechendem Referenzbild mit $181 \times 217 \times 181$ Voxeln in den MNI Raum transformiert [CM05].

Die Ergebnisse in Tabelle 6.2 zeigen eine mittlere Verbesserung des Symmetriemaßes von 67.6 % (min: 57 %, max: 82 %). Auch das Intensitätsmaß zeigt uns deutliche Verbesserungen durch das Anwenden des vorgeschlagenen Verfahrens. Die mittlere Intensitätssumme I auf der Trennebene konnte um 5% verringert werden. Beide Maße haben geringe Streuung, sind also als robust einzuschätzen. Für die Berechnungen und die gegebene Bildgröße wurde als Grenze des Vertrauensintervalls $\Delta x = 5$ Voxel gewählt.

C_0	C_{end}	$\frac{C_0}{C_{end}} \cdot 100\%$	$\text{std}(C_{end})$
2255	1524	67.6	4.86

Tabelle 6.2: C_0: Mittelwert des Symmetriemaßes vor der Anwendung des Verfahrens. C_{end}: Mittelwert des Symmetriemaßes nach der Anwendung des Verfahrens, $\frac{C_0}{C_{end}} \cdot 100\%$: Verbesserung des Symmetriemaßes in %, $\text{std}(C_{end})$: Standardabweichung der Verbesserung.

I_0	I_{end}	$\frac{I_0}{I_{end}} \cdot 100\%$	$\text{std}(I_{end})$
8394	7970	95	1.03

Tabelle 6.3: I_0: Mittelwert des Intensitätsmaßes vor der Anwendung des Verfahrens. I_{end}: Mittelwert des Intensitätsmaßes nach der Anwendung des Verfahrens, $\frac{I_0}{I_{end}} \cdot 100\%$: Veränderung des Intensitätsmaßes in %, $\text{std}(I_{end})$: Standardabweichung der Veränderung.

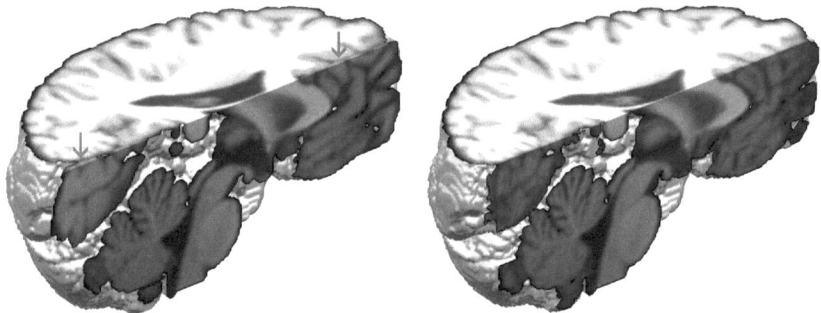

Abbildung 6.1: Ein Ausschnitt aus dem 3D MR Volumen (links). Die Schnittebene verläuft zwar in der Mitte der beiden Hirnhälften, trotzdem wurden lokal Kortexstrukturen geschnitten (schwarze Pfeile). Ein Ausschnitt aus dem transformiertem 3D Volumen (rechts). Die transformierte Trennfläche beider Hirnhälften entspricht der Schnitt- ebene. Auf die Abbildung kann in Farbe im OnlinePlus Programm unter „www.viewegteubner.de" und „Ens, Konstantin" zugegriffen werden.

6.4 Zusammenfassung

In diesem Abschnitt wurde ein Verfahren zur Verbesserung der Symmetrie von Kopfaufnahmen entlang der Sagittalebene vorgestellt. Die Methode nutzt aktive Konturen mit einer neu entwickelten Kostenfunktion zur Detektion der Trennfläche. Die Transformation der Trennfläche auf eine Ebene erfolgt mit einer eindimensionalen linearen Interpolation. Das Verfahren wurde mit 53 Scans und zwei Qualitätsmaßen getestet. Die Ergebnisse haben gezeigt, dass die Symmetrie konsistent verbessert werden konnte. In Zukunft planen wir unsere Methode in folgenden Punkten zu verbessern. Der Vertrauensbereich muss noch manuell gefunden

6.4 Zusammenfassung

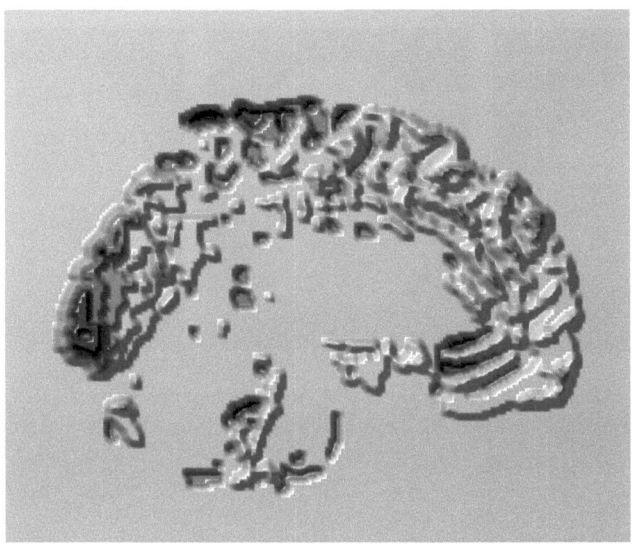

Abbildung 6.2: Die berechnete Abweichung der detektierten Trennfläche von einer Ebene. Die Farbgebung entspricht einer Abweichung von -3 über 0 (Hintergrundfarbe) bis +6 Voxeln. Auf die Abbildung kann in Farbe im OnlinePlus Programm unter „www.viewegteubner.de" und „Ens, Konstantin" zugegriffen werden.

werden, dieser Schritt lässt sich aber automatisieren. Die eindimensionale lineare Interpolation sollte durch ein intelligenteres Verfahren zur Deformation des Scans ersetzt werden.

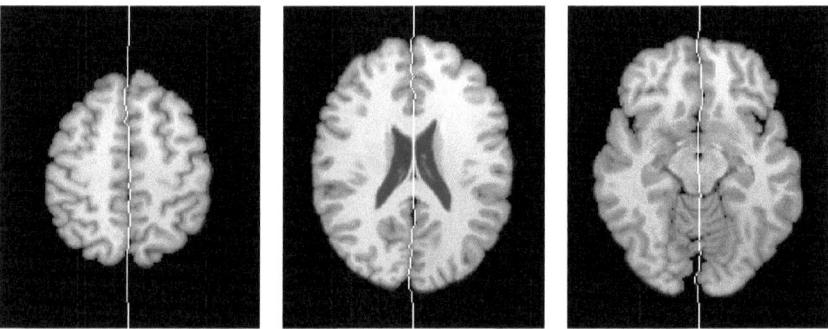

Abbildung 6.3: Drei Schnitte aus dem ICBM Atlas entlang der Transversalebene. Die in diesem Schnitt ermittelte Trennlinie beider Hirnhälften ist in der Mitte des Volumens zu sehen.

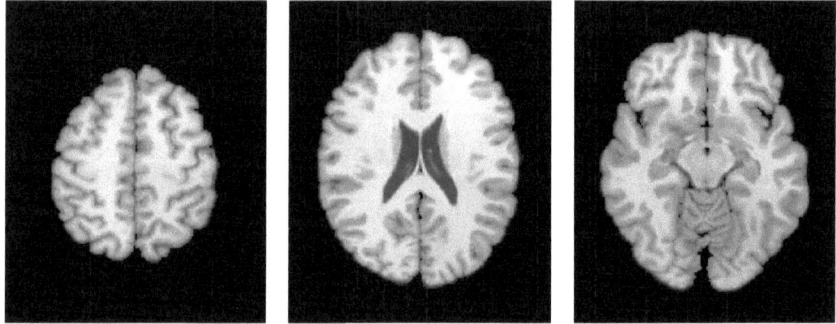

Abbildung 6.4: Drei Schnitte aus dem ICBM Atlas nach Verbesserung der Symmetrie entlang der Sagittalebene.

Teil III
Ergebnisse

7 Validierungsrahmen

7.1 Erstellung der Testdaten

In diesem Kapitel wird beschrieben, wie die Testdaten und die zugehörigen Grundwahrheiten für die Validierung der Verfahren erzeugt wurden. Dabei wird nach folgendem Muster vorgegangen. In der Einführung zeigen wir, warum die synthetische Generierung der Testdaten und Grundwahrheiten notwendig ist und welche Schwierigkeiten dabei auftreten, gefolgt von einem Ausblick über die aktuellen Arbeiten, die die Generierung von Testdaten für die Validierung von Registrierungs- und Segmentierungsverfahren beschreiben. Im nächsten Unterkapitel werden die Daten betrachtet, die für die Generierung verwendet wurden. Des Weiteren wird die vorgeschlagene Generierungsmethode und ihre Vorteile gegenüber vorhandenen Lösungen erklärt.

7.1.1 Einführung

In dieser Arbeit wird nach einem Validierungsrahmen und einer Validierungsmethode gesucht, die die Qualität von Registrierungs- und Segmentierungsverfahren prüfen kann. Die zu prüfenden Verfahren sollen auf einer Population von Patienten mit einer möglichen demenzbedingten Atrophie des Gehirns angewendet werden.

Am besten kann eine Methode geprüft werden, wenn die richtige Lösung der Aufgabe (Grundwahrheit, bzw. Ground Truth) bekannt ist und die Lösung aus der Methode mit dieser richtigen Lösung verglichen wird. In dieser Arbeit sollen gleichzeitig zwei Güten validiert werden: Die Qualität der Registrierung und die Qualität der Segmentierung.
Das Ergebnis einer Registrierung ist das Transformationsfeld. In der medizinischen Bildverarbeitung werden oft Datensätze aufeinander registriert, deren Ursprung und Struktur so verschieden ist, dass kein Transformationsfeld existiert, das als richtig bezeichnet werden kann. Eine mögliche Lösung, um solche Fälle aus dem Validierungsrahmen auszuschließen, ist die synthetische Erzeugung einer Grundwahrheit. Die richtige Lösung einer Segmentierung besteht aus der Zuordnung von Referenzsegmenten zu einem Datensatz. Die Erzeugung von Grundwahrheiten für die Segmentierung ist, im Gegensatz zur Registrierung, fast immer möglich, erfordert

jedoch großen Zeitaufwand eines Experten. Es ist aber auch möglich, durch die synthetische Erzeugung von Grundwahrheiten, diesen Zeitaufwand stark zu reduzieren. Aus oben genannten Gründen erweist sich die synthetische Generierung der Grundwahrheiten für die Validierung der Registrierung als erheblich und für die Validierung der Segmentierung als nützlich.

Um Registrierungs- und Segmentierungsverfahren validieren zu können sind eine Reihe von Möglichkeiten zur synthetischen Erzeugung von Grundwahrheiten ausgedacht worden. Diese Methoden werden im Weiteren erläutert.

Ein möglicher Ansatz, um Grundwahrheiten für die Validierung von Registrierung und (oder) Segmentierung zu generieren, benutzt die auf den finiten Elementen basierende Erstellung der Deformationen. Eine ausführliche Beschreibung dieser Methode findet sich in [STCS+03]. Das in dieser Arbeit vorgestellte Modell ist nicht realistisch, weswegen sich im Rahmen dieser Arbeit gegen diese Methode entschieden wurde. Eine weitere Möglichkeit, um Grundwahrheiten zu generieren, ist in den Arbeiten [KD06, XSK+06] beschrieben. Hier wird versucht eine Atrophie der Graugewebe des Gehirns zu simulieren, wobei bei der Anwendung auf jeden Datensatz eine Unterstützung eines Experten notwendig ist. Die Methode ist für die Generierung einer Grundwahrheit, die auf der Basis von patienten-individuellen Daten erzeugt wird, gut geeignet. Für die Daten aus einer Populationsstudie ist diese Methode, wegen des großen Zeitaufwands für den Experten, nicht anwendbar.

Eine Reihe weiterer Methoden und Projekte, die sich mit der Validierung der Registrierung und Segmentierung befasst, baut keine Grundwahrheiten auf, sondern schätzt die Genauigkeit der Methoden durch indirekte Fehlermaße ab. Das heißt, dass der Fehler nicht auf den Daten, die validiert werden (in unserem Fall Transformationsfeld und Zuordnung der Segmente innerhalb eines Datensatzes), bemessen wird, sondern auf gewissen Eigenschaften, die von der Genauigkeit der Daten abhängen. Zu solchen Fehlermaßen zählen unter anderem die Euklidische Distanz zwischen gewählten Landmarken, Konsistenzfehler, Transitivitätsfehler, Volumenerhaltung usw. Eine kleiner Überblick über solche Methoden ist in [WFW+97, HBC+01, JFH+02, CGK+06, VKvB+08] zu finden. Da alle diese Fehlermaße nur eine Approximation des tatsächlichen Fehlers liefern, sind sie für in dieser Arbeit durchgeführte Validierung ungeeignet.

Aus oben genannten Gründen, entstand die Idee einen eigenen Validierungsrahmen, der den in dieser Arbeit gestellten Ansprüchen genügt, zu erzeugen.

7.1.2 Ziel

Das Ziel ist es hier, eine synthetische Datenbank mit Datensätzen und Grundwahrheiten zu erzeugen, die folgende Bedingungen erfüllen:

- Die darin gesammelten Datensätze sollen aus anatomischer Sicht vernünftig und möglichst ähnlich zu realen T1-gewichteten MR Gehirn-Bildern sein.
- Die Segmentierung aller Datensätze soll vorhanden sein.
- Transformationsfelder zwischen einem ausgewählten Datensatz (bzw. einem Atlas) und den restlichen Datensätzen sollen vorhanden sein. Die Transformationsfelder dürfen dabei keiner Bias zu einer bestimmten Registrierungsmethode aufweisen; d. h. keine methodenspezifische Merkmale dürfen vorhanden sein.

7.1.3 Verwendete Daten

Für die Generierung der Testdaten und der zugehörigen Grundwahrheiten wurden hier zwei Atlanten und 40 T1-gewichtete MR Datensätze verwendet. Schauen wir die Eigenschaften und die Herkunft der Datensätze und der Atlanten genauer an: Der erste Atlas besteht aus einem T1-gewichteten MR Datensatz und der zugehörigen Segmentierung (vergleiche Abbildung 7.1 (a) und (b)). Sowohl der Datensatz, als auch die Segmentierung wurden uns auf Anfrage vom International Consortium for Brain Mapping (ICBM)[Abb03] zur Verfügung gestellt. Wichtig für uns ist, dass der Atlas auf den Daten eines Patienten basiert und spezifische Besoderheiten des Patienten trägt. Das ist der Grund, weshalb seine Benutzung für die Registrierung in einer Studie mit mehreren Patienten schwierig ist. Ein weiterer Nachteil dieses Atlas ist, dass der Schädel nur teilweise in dem T1-gewichteten MR Datensatz vorhanden ist. In der Regel ist der Schädel in den MR Datensätzen vollständig enthalten. Dieser Sachverhalt erschwert die Verwendung des ICBM Atlas in der Registrierung. Der Zweite hier verwendete Atlas wird im weiteren ASP genannt. ASP steht für „automatic scan planning" und bezieht sich auf eine weitere Verwendungsmöglichkeit des Atlases. Der ASP wurde im Forschungslabor der Firma Philips erstellt und ist in [YBN$^+$06] beschrieben. Es ist ein aus Datensätzen verschiedener Patienten, die aufeinander affin registriert wurden, fusionierter MR Datensatz. Als Ergebnis einer Mittelungsprozedur ist ASP weniger patientenspezifisch, als der zuvor vorgestellte ICBM-Atlas und kann bei einer Multi-Patienten-Registrierung robuste Ergebnisse liefern. Eine Referenzsegmentierung ist nicht vorhanden. Außerdem beinhaltet der ASP sonstige Strukturen vom Kopf, wie Schädel, Kopfhaut usw. Ein sagitaler Auschnitt aus diesem Atlas findet sich in der Abbildung 7.1 (c).

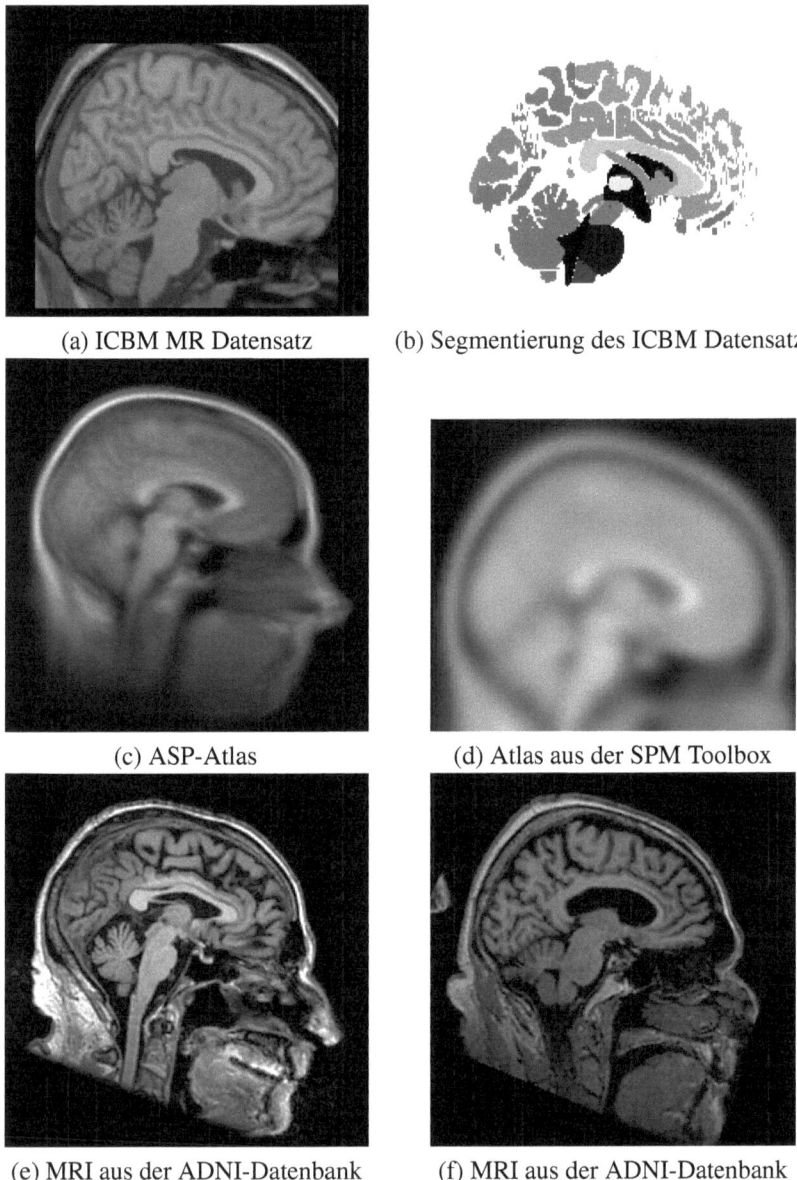

Abbildung 7.1: Sagitaler Schnitt der Daten (a) vom ICBM Atlas, (b) vorgegebene Segmentierung des ICBM Atlases, (c) vom ASP-Atlas, (d) vom Atlas aus der SPM-Toolbox, (e) und (f) MR Gehirn Datensätze aus der ADNI-Datenbank.

7.1 Erstellung der Testdaten

Der in der Abbildung 7.1 (d) dargestellte Atlas kommt aus der SPM-Toolbox [AF99]. SPM steht für „statistical parameter mapping". Die SPM-Toolbox ist in der medizinischen Community verbreitet und dient zur Analyse morphologischer und funktioneller Zusammenhänge bei unterschiedlichen Gehirn-Aufnahmeverfahren. Der Aufbau des SPM-Atlases basiert auf statistischen Parameterkarten. Dadurch wird die Segmentierung des Atlasses auf eine besondere Art dargestellt. Die Zugehörigkeit eines Volumenelements zu einem Segment ist in diesem Fall nicht eindeutig, sondern durch eine Wahrscheinlichkeitsfunktion ausgedrückt. Dies widerspricht unserem Segmentierungsprinzip, in dem durch Konturen feste Grenzen zwischen verschiedenen Segmenten definiert werden. Aus diesem Grund verzichten wir auf die Verwendung vom SPM-Atlas in dieser Arbeit.

Die 40 T1-gewichtete MR Datensätze (zum Vergleich sehe Abbildung 7.1 (e - f)) kamen aus der Alzheimer's Disease Neuroimaging Initiative (ADNI) database [ADN09]. Die untersuchten Personen sind zwischen 50 und 83 Jahre alt und haben keine bekannten neurologischen Erkrankungen. Die Datensätze sind weder homogenisiert, noch segmentiert und beinhalten zusätzliche Strukturen des Kopfes, wie Schädel oder Kopfhaut. Manche der MR Datensätze weisen aus der Rekonstruktion stammende Artefakte auf (vgl. rechts abgeschnittene und links dargestellte Nasenspitze in der Abbildung 7.1 (f)), die sowohl Registrierung, als auch Segmentierung negativ beeinflussen können.

Bei der Aufbereitung der Daten ist es nützlich, wenn alle Datensätze auf einen Datensatz, oder Atlas rigide registriert werden. Das Koordinatensystem in dem der Referenzdatensatz liegt, wird das Referenzsystem genannt. Im Moment haben sich zwei Referenzsysteme besonders etabliert. Das erste wird im Weiteren als Tailarach-Koordinatensystem [TT88] und das zweite als MNI-Koordinatensystem [CKKE97] bezeichnet. Einer der benutzten Atlanten (ICBM-Atlas) ist im MNI-Referenzsystem vorgegeben. Aus diesem Grund haben wir uns für den MNI-Raum entschieden. Das vorgeschlagene Referenzsystem stammt vom Montreal Neurological Institute (was den Namensursprung erklärt) und ist wahrscheinlich das am weitesten verbreitete Referenzsystem für die Gehirnbildgebung. Die Transformation zwischen den MNI und Tailarach-Referenzsystemen ist bekannt und in [Mni09] beschrieben.

7.1.4 Generierung der Grundwahrheit

Die Methode für die Generierung der Datenbank mit Grundwahrheiten besteht aus drei unabhängigen Schritten, die hier beschrieben werden.
Im ersten Schritt wird der ICBM-T1-gewichtete Datensatz auf den ASP-Atlas nichtlinear registriert. Das resultierende Transformationsfeld wird im Weiteren y_1 ge-

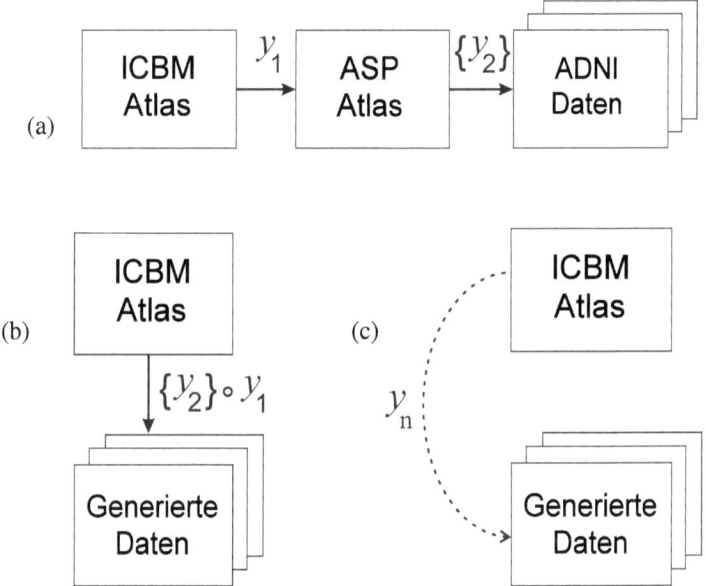

Abbildung 7.2: Schematische Darstellung des vorgestellten Verfahrens für die Generierung einer Datenbank mit Grundwahrheiten für die Registrierung und Segmentierung.

nannt. Anschließend werden verschiedene Registrierungsmethoden (in dieser Arbeit die bereits vorgestellten Methoden FLIRT, FFD (Implementierung von S. Kabus [KNFM04]) und SPM) verwendet, um den ASP Atlas auf 40 verschiedene MR Datensätze aus der ADNI-Datenbank zu registrieren. Wie wir schon erwähnt haben, dürfen die Transformationsfelder möglichst wenig Affinität zu einer bestimmten Registrierungsmethode zeigen. Deswegen werden für deren Generierung gleich drei verschiedene Registrierungsmethoden benutzt. Die Auswahl der für die Generierung benutzten Registrierungsmethoden kann in Zukunft beliebig erweitert werden. Die resultierenden 120 Transformationsfelder werden von uns als $y_{2,i}^k$, $i = 1, 2, 3$; $k = 1, 2, \ldots, 40$ bezeichnet. Wir bezeichnen diese Menge von Transformationen im Weiteren kurz als $\{y_2\}$. Eine schematische Darstellung dieses Schrittes ist in der Abbildung 7.2(a) visualisiert.

Zum Schluss (vgl. die Abbildung 7.2 (b)) transformieren wir den ICBM-T1-gewichteten Datensatz und die zugehörige Segmentierung mit den durch die Kopplung $\{y_2\} \circ y_1$ gewonnenen Verschiebungsfeldern. Das Ergebnis ist eine Datenbank aus 80 perfekt segmentierten MR Bildern. Besonders angenehm für uns ist die Tatsache, dass wir durch diese Schritte sowohl die Grundwahrheiten der Registrierung

7.1 Erstellung der Testdaten   103

($\{y_2\} \circ y_1$), als auch der Segmentierung (Labeling der Bilder) kennen. Damit ist unsere Datenbank für die Validierung beider Methoden geeignet.
Eine Möglichkeit, die Registrierung zu validieren, ist in der Abbildung 7.2 (c) dargestellt. Es wird mit Hilfe des zu validierenden Verfahrens der ICBM-Atlas auf die generierte Daten registriert. Die dadurch gewonnenen Transformationsfelder y_n können mit den für die Generierung der Daten verwendeten $\{y_2\} \circ y_1$ verglichen werden.

7.1.5 Extraktion des Gehirns aus einem 3D Datensatz

Die benutzten Datensätze beinhalten nicht nur klinisch relevante Informationen wie z.B. die Position und das Volumen des Gehirns, sondern auch Informationen über weitere anatomische Strukturen, die für die Weiterverarbeitung der Datensätze ungewollt sein können. Zu den für diese Arbeit unerwünschten Strukturen zählen unter Anderem Schädelknochen, Gesichtsmuskulatur und Kopfhaut des Patienten (vgl. Abbildung 7.1 (a-e)). Um die Anonymität des Patienten zu gewährleisten ist ein Teil dieser Informationen bei manchen Datensätzen (z. B. ICBM-Atlas) künstlich entfernt (vgl. Abbildung 7.1 (a)). Die verbleibenden nicht relevanten Strukturen können auf die Registrierung störend wirken. Um das zu vermeiden, sollen alle Datensätze so bereinigt werden, dass sie nur die Gehirninformationen beinhalten. Geeignete Verfahren, um das Gehirn aus einem 3D Datensatz zu extrahieren, sind in der Literatur unter dem Namen „skull stripping" wohl bekannt und sind z.B. in [KSG$^+$92, KGWK96, AM98, GDP$^+$98] beschrieben. Es wird dabei zwischen regionsbasierten, modelbasierten und hybriden Methoden unterschieden. Ein guter Überblick findet sich in [HP00]. In dieser Arbeit wird eine modelbasierte Methode benutzt, die aus zwei Schritten besteht. In erstem Schritt werden aus dem ICBM-MR-Datensatz (vergleiche Abbildung 7.1 (a)) alle Strukturen entfernt, die nicht zur vorgegebenen Segmentierung des ICBM-MR-Datensatzes gehören (vergleiche Abbildung 7.1 (b)). Im zweiten Schritt wird dieses „nackte" Gehirn mit dem im vorherigen Abschnitt erzeugten Verschiebungsfeldern transformiert.

7.1.6 Diskussion der erstellten Datensätze

In der Abbildung 7.3 sind drei Beispiele von synthetisch generierten Datensätzen dargestellt. Die Spalten von links nach rechts korrespondieren zu synthetischen MR Bildern, die mit Hilfe der ICBM-Atlas und ADNI-Datenbank produziert wurden. In der Abbildung 7.4 finden sich die zugehörigen Segmentierungen. Für die Darstellung der Datensätze wurden nur die sagittalen und transversalen Schnitte verwendet. Die coronalen Schnitte wurden nicht dargestellt, weil sie im Wesentlichen gleich aussehen.

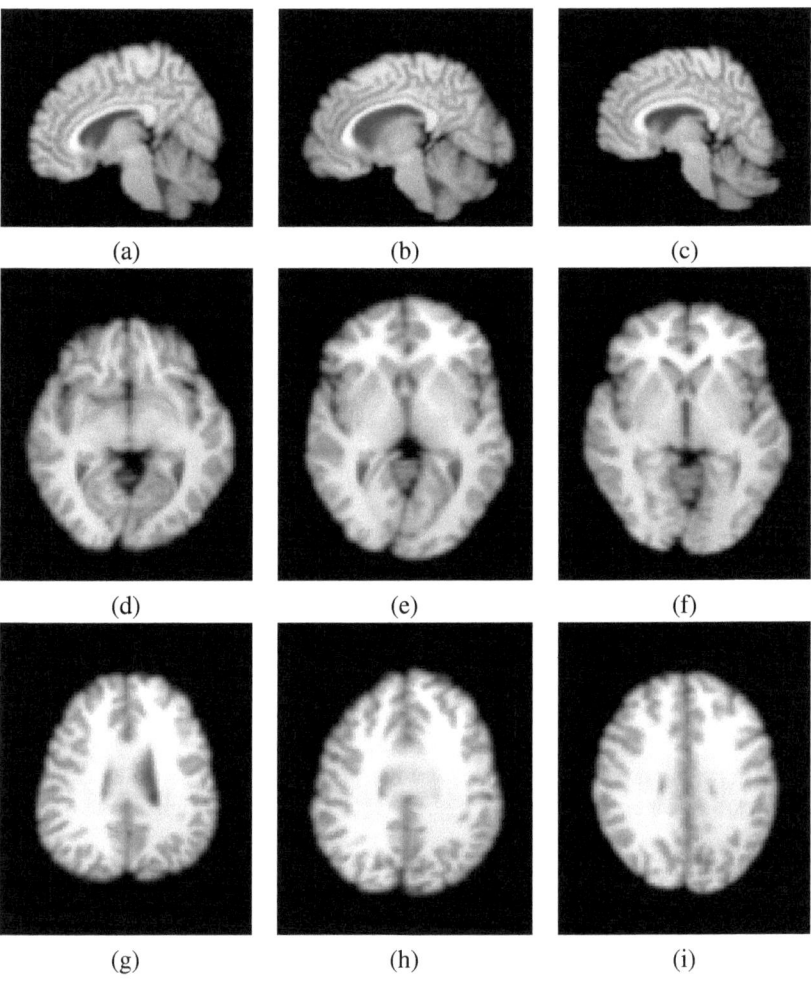

Abbildung 7.3: Darstellung einiger künstlich generierter Datensätze. Sagittale (a - c) und transversale (d - i) Schnitte aus drei verschiedenen typischen Volumen der Datenbanken, generiert mit dem vorgestellten Verfahren. Die Spalten von links nach rechts korrespondieren zu synthetischen MR Datensätzen, die mit Hilfe des ICBM-Atlas und der ADNI-Datenbank generiert wurden. Die zugehörige Segmentierung des Volumens ist in der Abbildung 7.4 dargestellt.

Die in der Abbildungen 7.3 (d-f) dargestellte Dominanz der rechten Hirnhälfte ist systematisch für die generierten Daten. Ihr Ursprung liegt in dem ICBM-Atlas. In

7.1 Erstellung der Testdaten 105

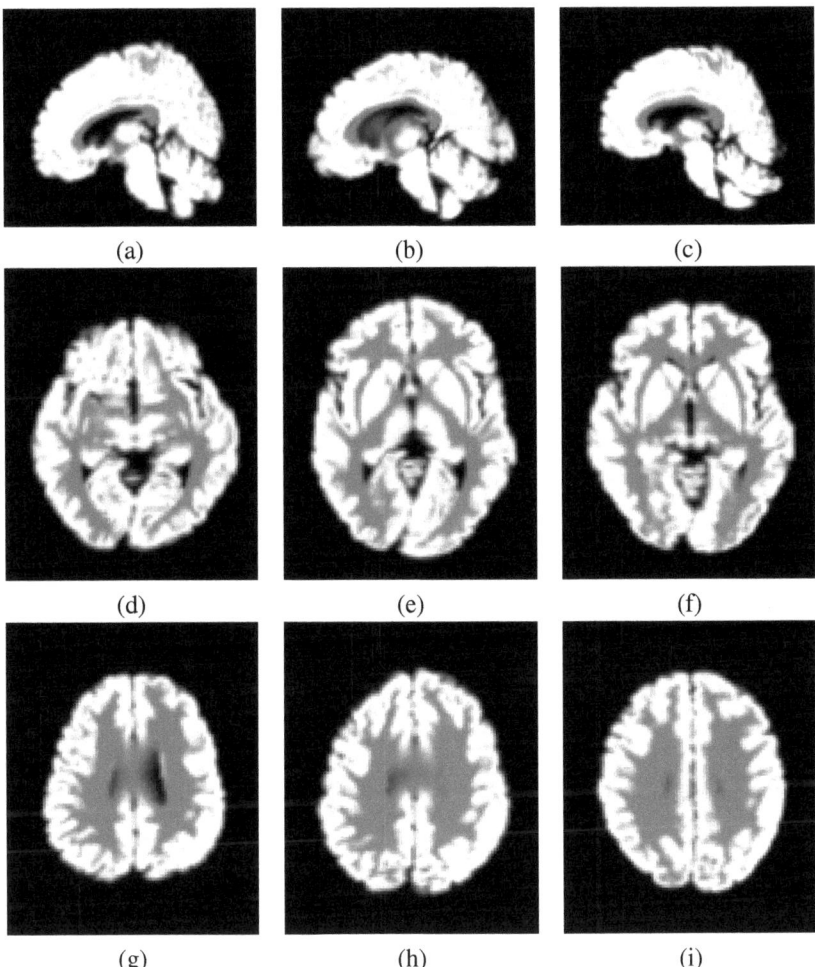

Abbildung 7.4: Segmentierung der synthetisch generierten MR Bilder, die in der Abbildung 7.3 dargestellt sind. Sagittale (a - c), sowie transversale (d - i) Schnitte aus drei verschiedenen, repräsentativen Volumen, die mit der vorgestellten Methode generiert wurden.

dem Abschnitt 6 wurde eine Möglichkeit gezeigt, wie eine solche Dominanz ausgeglichen werden kann. In der vorgestellten Generierung der Validierungsdatenbank wurde diese Möglichkeit nicht verwendet. Dadurch sollen die erzeugten Daten möglichst natürlich erhalten bleiben, denn in aller Regel ist das menschliche Gehirn nicht symmetrisch, sondern in der rechte Hirnhälfte dominant ausgeprägt [Kim73].

Das Ziel dieses Abschnittes ist damit erreicht. Es wurden synthetische Datensätze mit zugehörigen Grundwahrheiten erzeugt, die auch aus anatomischer Sicht vernünftig sind.

7.2 Fehlermaße für die Validierung

Im letzten Abschnitt wurde gezeigt, wie die Testdaten mit den entsprechenden Grundwahrheiten generiet werden können. Hier wird dargestellt, welche Fehlermaße für die Validierung der Registrierungs- und Segmentierungsmethoden angewandt werden können. Es wird zwischen zwei Arten der Validierung unterschieden. Die erste Art basiert auf der visuellen Begutachtung der Transormationsfelder bzw. transformierten Datensätze. Die Abweichungen werden verbal beschrieben und durch repräsentative zweidimensionale Schnitte der dreidimensionalen Datensätzen dargestellt. Im Weiteren wird diese Art der Validierung als *qualitativ* bezeichnet.

Die zweite Möglichkeit der Begutachtung der Methoden erfasst die Abweichungen über skalare Maße. Diese Art der Validierung wird hier *quantitativ* genannt. Entscheidender Vorteil des verwendeten Validierungsrahmens liegt darin, dass die Grundwahrheiten sowohl der Registrierung als auch der Segmentierung bekannt sind. So ist die Beurteilung der Methoden durch die Ausmessung von Abweichung zu den Grundwahrheiten und neuberechneten Verschiebungsfeldern, bzw. Segmentierungen möglich. Dementsprechend werden zwei übliche Fehlermaße definiert [CCR+05]. Das erste Fehlermaß gibt den Auskunft über den Segmentierungsfehler [BT97].

Definition 7.1 (Segmentierungs- oder Überlappungsfehler)
Sei $G : \Omega \to \{0,1\}$ eine durch die Grundwahrheit vorgegebene Segmentierung eines Bereiches im Bild 1, $S : \Omega \to \{0,1\}$ eine durch einen Algorithmus berechnete Segmentierung des korrespondierenden Bereiches im Bild 2 und $|\cdot|$ die Mächtigkeit. Dann heißt

$$\text{Err}_{\text{Seg}} = \frac{|G(\Omega) \cap S(\Omega)|}{|G(\Omega) \cup S(\Omega)|} \tag{7.1}$$

Überlappungs- bzw. Segmentierungsfehler des Algorithmus.

Mit Hilfe des zweiten Fehlermaßes kann der Registrierungsfehler eines Algorithmus gemessen werden [JFH+02].

7.2 Fehlermaße für die Validierung

Definition 7.2 (Registrierungsfehler)
Sei $y : \mathbb{R}^d \to \mathbb{R}^d$ ein durch die Grundwahrheit vorgegebenes Transformationsfeld das zwischen zwei Bildern vorliegt und $y_n : \mathbb{R}^d \to \mathbb{R}^d$ ein durch eine Registrierungsalgorithmus berechnetes Transformationsfeld. Dann heißt

$$\text{Err}_{\text{Reg}} = ||y - y_n||_2^2 \tag{7.2}$$

Registrierungsfehler.

8 Validierung der Methoden

In diesem Kapitel werden fünf verschiedene Verfahren validiert. Drei der Verfahren benutzen die in dem methodischen Teil der Arbeit vorgestellten Ansätze für die Kombination von Registrierung und Segmentierung (siehe Abschnitte 4.5.2, 4.6.2 und 4.7.2). Diese Verfahren werden im Weiteren als „C_R", „C_T" und „without" abgekürzt bezeichnet. Diese Namen beziehen sich auf den Art des benutzten Vorwissens, also die kombinierten Methoden mit gegebenem Vorwissen über die Segmenterung des Referenzbildes im ersten Fall, Templatebildes im zweiten Fall und ohne vorgegebene Segmentierung zuletzt.

Die zwei zusätzlich evaluierten Methoden sind reine Registrierungansätze. Deren Evaluierung erfolgte, um das entwickelten Verfahren gängigen Algorithmen gegenüber stellen zu können. Die erste ist die nichtparametrische implizit regularisierte Registrierung (siehe Abschnitt 2.3.2). Diese Methode wurde in vorherigen Kapiteln unter dem Namen „FLIRT" eingeführt. Die zweite Methode, ist die auch schon bekannte Referenzregistrierung „FFD" (die Implementierung von D. Rückert et al. 1999 [RSH+99, DSR+99, SRQ+01]).

Es kann sein, dass durch die Wahl der Registrierungsmethode für die Generierung der Testdaten einige methodenspezifische Merkmale in Transformationsfelder integriert werden. Damit solche Merkmale leichter detektiert werden können, empfiehlt es sich die generierten Testdaten nach der Erzeugungsmethode sortiert zu validieren. Diese Aussage wird unten bestätigt, in dem die Methoden zwei Validierungen unterzogen sind. Die Erste nutzt die mit der FFD erzeugten Testdaten. Die Zweite basiert auf den Testdaten, die mit Hilfe der Registrierung aus der SPM-Toolbox 5.0 erzeugt wurden. Im Weiteren werden die beiden Datenlandschaften entsprechend als FFD-Testdaten und SPM-Testdaten bezeichnet.

Alle validierten Verfahren nutzen die Kreuzkorrelation als Distanzmaß (siehe Abschnitt 2.2.2). Die nichtparametrischen Verfahren verwenden den elastischen Glätter als Regularisierer (siehe Abschnitt 2.3.2). Da keine Möglichkeit bekannt ist, die verwendeten Parameter automatisch zu bestimmen [Mod09], wurden deren Werte empirisch gewählt. Folgende Werte wurden im Rahmen dieser Arbeit verwendet $\alpha = 1, \lambda = 0, \mu = 1, \varepsilon = 1, \beta_1 = 10^{-3}, \beta_2 = 10^{-3}, \beta_3 = 1, \beta_4 = 10^{-5}$. Die maximale Anzahl der Iterationen war auf 50 begrenzt. Die Toleranzgrenze lag bei 0.1.

8.1 FFD-Testdaten

Die graphisch gestützte Datenanalyse erfolgte mit Hilfe der Programiersprache R [Cra07]. Die Ergebnisse der Evaluierung der Daten sind in den Box-Whisker-Plots visualisiert. Eine ausführliche Beschreibung der Box-Whisker-Plots ist in [Sch94] zu finden. Diese Darstellungsvariante ist für unseren Fall besonders Vorteilhaft, da dabei verschiedene statistische Indikatoren in einer Darstellung überschaulich zusammengefasst werden können. Durch die Box wird ein Bereich dargestellt, in dem sich die 25-75 %-tile der Daten befindet. Das heisst, je kleiner die Fläche einer Box ist, desto größer ist die Konzentration der Fälle in diesem Wertebereich.

Die Whisker sind die gestrichelten senkrechten Linien, die zwischen der Box und

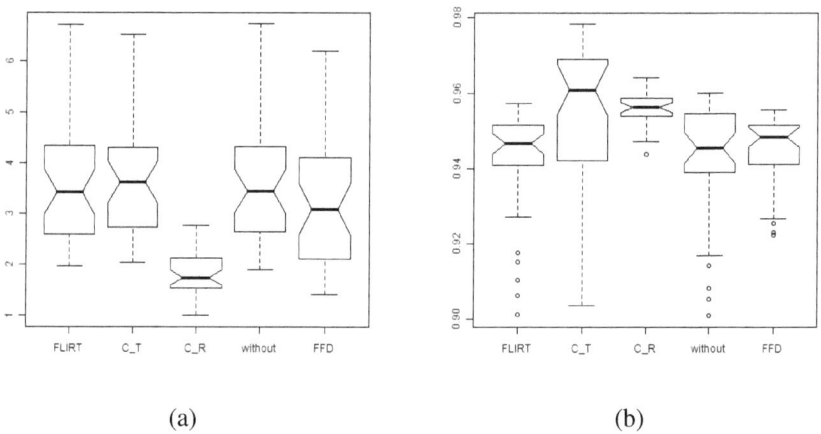

(a) (b)

Abbildung 8.1: Mit dem Box-Whisker-Plot dargestellte Verteilungen von Registrierung- (a) und Segmentierungfehlern (b). Links gilt: Je kleiner die Werte, desto besser das Ergebnis. Rechts: je größer die Werte, desto besser das Ergebnis. Die Testdaten wurden mit Hilfe der parametrischen nichtlinearen Registrierung (FFD) erzeugt.

den waagerechten Begrenzungslinien liegen. In diesen Bereichen befinden sich die 0-25, sowie die 75-100 %-tile der Daten. Die Ausreisser sind durch einzelne Punkte unterhalb bzw. oberhalb der Whiskers repräsentiert (vgl. Abbildung 8.1 (b)).

Der Strich in der Mitte der Box ist der Median. Durch die der Median umliegende „Einschnürungen" werden die Interquantilabstände visualisiert. Wenn der Median einer Variable und die Interquantilabstände der zweiten Variable sich überlappen, besteht kein signifikanter Unterschied zwischen den beiden Verteilungen.

8.1 FFD-Testdaten

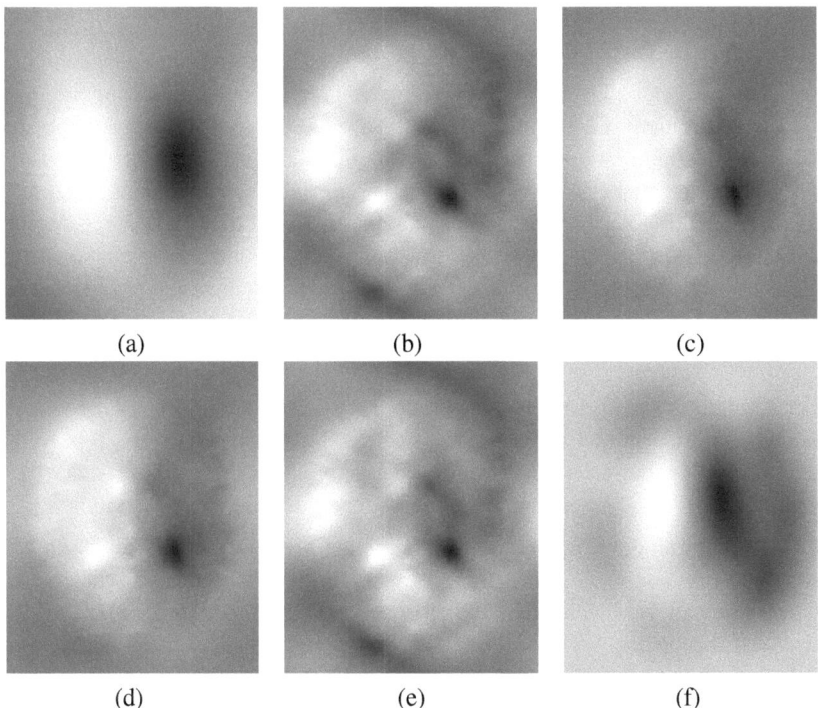

Abbildung 8.2: Qualitativer Vergleich der Verschiebungsfelder in einem Bereich, als Grundwahrheit in (a) und erzeugt mit FLIRT (b), C_T (c), C_R (d), Segistrierung ohne Vorwissen (e) und FFD (f)

Die Ergebnisse der Evaluierung auf den FFD-Testdaten sind in Box-Whisker-Plots in der Abbildung 8.1 zusammengefasst. Das Diagramm links stellt die Verteilungen der Registrierungsfehler dar. Die einzige Methode, die sich von den anderen positiv und signifikant unterscheidet ist der kombinierte Ansatz mit dem gegebenem Vorwissen über das Referenzbild. Die Positivität der Ergebnisse ist durch die kleineren Werte der Registrierungsfehler gegeben. Die Signifikanz folgert durch die nicht Überlappung der Interquantilabstände (Einschnürungen) der Daten dieser Methode mit den entsprechenden Bereichen der Daten anderen Methoden.

Die Registrierungsfehlerverteilungen der restlichen vier Methoden weisen keine signifikanten Unterschiede auf. Hierbei lagen die gemessenen Registrierungsfehler im Wertebereich, der auch aus der Literatur bekannt ist [CON+09, RDSC07]. Die resultierenden Transformationsfelder (vgl. Abbildung 8.2) zeigen im Gegensatz sehr unterschiedliches Verhalten. Während das ursprüngliche Verschiebungsfeld (Abbildung 8.2 (a)) und das durch die „FFD" erzeugte Verschiebungsfeld (Abbildung 8.2 (f)) sehr glatt sind, zeigen sich die Verschiebungsfelder aus nichtparametrischen Methoden (Abbildung 8.2 (b-e)) viel sensibler bzgl. der im Bild vorhandenen Strukturen. Es ist sogar möglich in diesen Transformationsfeldern die anatomische Strukturen zu schätzen. Das kann dadurch erklärt werden, dass die, auf Basisfunktionen basierenden Registrierungsverfahren nur wenige Stützpunkte benutzen. Die Deformation der feinaufgelösten Strukturen ist dadurch nur bedingt möglich, was die glatten Transformationsfelder erklärt. Die nichtparametrischen Verfahren, dagegen, sind in der Lage jedes Bildelement als ein Stützpunkt zu betrachten, was das Verhalten auf den feinaufgelösten anatomischen Strukturen sensibilisiert.

In der Abbildung 8.1 (b) ist der Evaluierung des Segmentierungsmaßes dargestellt. Das Segmentierungsmaß ist sowohl nach oben (1) als auch nach unten (0) begrenzt und wird wie folgt bewertet. Je größer die Überlappung ist, desto größer ist der Wert des Maßes und desto besser ist das Ergebniss der zu evaluierenden Methode.

Die Diagramm mit der Evaluierung zeigt, dass die Methoden ohne Vorwissen (die Boxen eins, drei und vier) keinen signifikanten Differenzen weder zwischen einander noch zu den in vergleichbaren Studien erzielten Ergebnissen [RDSC07, XSK$^+$06] aufweisen. Die beiden Verfahren, die das Vorwissen über die Segmentierung verwenden „C_R" und „C_T" (die Boxen zwei und drei), schneiden in dem Vergleich deutlich besser ab. Dieser Unterschied kann folgendermaßen erklärt werden. Beim Betrachten der Transformationsfelder, die mit Hilfe von Vorwissen erzeugt wurden (Abbildung 8.2 (c-d)) ist zu erkennen, dass die Verschiebungen an den Kanten zwischen Gehirn und Gehirn- Rückenmarks- Flüssigkeit viel stärker sind, als im inneren des Gehirns. Dadurch ist eine höhere Übereinstimmung der Ventrikel in dem Referenzbild und dem transformierten Templatebild erreicht worden. Also können die Registrierungsmethoden mit einem Vorwissen eine bessere Registrierung der Regionen, in denen das Vorwissen (hier Information über die Segmentierung der Ventrikel) vorliegt, ermöglichen. Die nichtparametrischen Verfahren ohne Vorwissen (Abbildung 8.2 (b,e)) erzeugen Transformationsfelder, in denen sowohl an den Grenzen als auch im Inneren des Gehirns gleich große Kräfte vorhanden sind. Hierdurch kann die genaue Registrierung der Ventrikel erschwert werden.

Zusammengefasst kann das folgende Verhalten der untersuchten Verfahren festgehalten werden. Die „reinen" Registrierungsmethoden („FLIRT" und „FFD"), sowie die kombinierten Verfahren ohne Anbindung des Vorwissen („without"), verhalten sich ähnlich und weisen keine signifikanten Unterschiede weder im Registrierungs- noch im Segmentierungsfehler auf.
Die Verfahren mit dem Vorwissen zeigen eine deutliche Verbesserung des Segmen-

tierungsmaßes. Das Verfahren „C_T" weist bessere (größere) Werte des Segmentierungsmaßes, aber auch eine größere Verteilung der Werte auf. Die Methode „C_R", dagegen, hat einen kleineren Median. Dafür punktet das Verfahren „C_R" durch eine viel kleinere Verteilung der Fehler und damit durch ein stabileres Verhalten des Algorithmuses. Dieser Unterschied kann durch den Charakter der Integration von Vorwissen über die Segmentierung erklärt werden. In der „C_R"-Methode ist das Vorwissen direkt an das Distanzmaß gekoppelt. Der Algorithmus konzentriert sich nur auf die Minimierung des Registrierungsproblems und liefert dadurch stabilere Ergebnisse, als andere untersuchte Verfahren.

8.2 SPM-Testdaten

In diesem Abschnitt werden die Ergebnisse der Evaluierung basierend auf der SPM-Testdaten gezeigt. Ein Beispiel für das erzeugende Verschiebungsfeld ist in der Abbildung 8.4 (a) zu sehen. Die mit Hilfe der SPM Toolbox generierten Felder weisen deutliche Unterschiede zu den im letzten Abschnitt verwendeten Verschiebungsfeldern (vgl. Abbildung 8.2 (a)) auf. Die Differenzen sind auf unterschiedlichen Basisfunktionen der beiden Verfahren (vgl. Abschnitt 2.3.1) zurückzuführen.

Das Diagramm in der Abbildung 8.3 (a) stellt die Verteilung der Registrierungs-

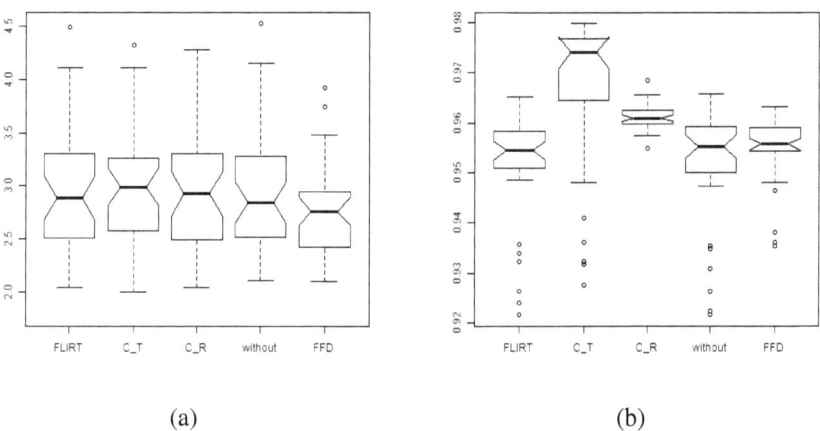

(a) (b)

Abbildung 8.3: Mit dem Box-Whisker-Plot dargestellte Verteilungen von Registrierung- (a) und Segmentierungfehlern (b). Links gilt: Je kleiner die Werte, desto besser das Ergebnis. Rechts: je größer die Werte, desto besser das Ergebnis. Die Testdaten wurden mit Hilfe einer parametrischen nichtlinearen Registrierung (SPM) erzeugt.

fehler vor. Für die Werte gilt hier: je kleiner, desto besser. Der Registrierungsfehler weist für keines der Verfahren signifikante Unterschiede auf und liegt in dem aus der Literatur bekannten Wertebereich [CON+09, RDSC07]. Die resultierenden Transformationsfelder (vgl. Abbildung 8.4) zeigen auch hier unterschiedliches Verhalten. Während das ursprüngliche Verschiebungsfeld (Abbildung 8.4 (a)) und das durch die „FFD" erzeugte Verschiebungsfeld (Abbildung 8.4 (f)) glatt sind, weisen die Transformationsfelder aus nichtparametrischen Methoden (Abbildung 8.4 (b-e)) eine Form, die reich an feinen Strukturen ist, auf. Diese Tatsache wurde im letzten Abschnitt ausführlich erklärt.

Die Abbildung 8.3 (b) stellt die Evaluierung des Segmentierungsmaßes dar. Für

8.2 SPM-Testdaten

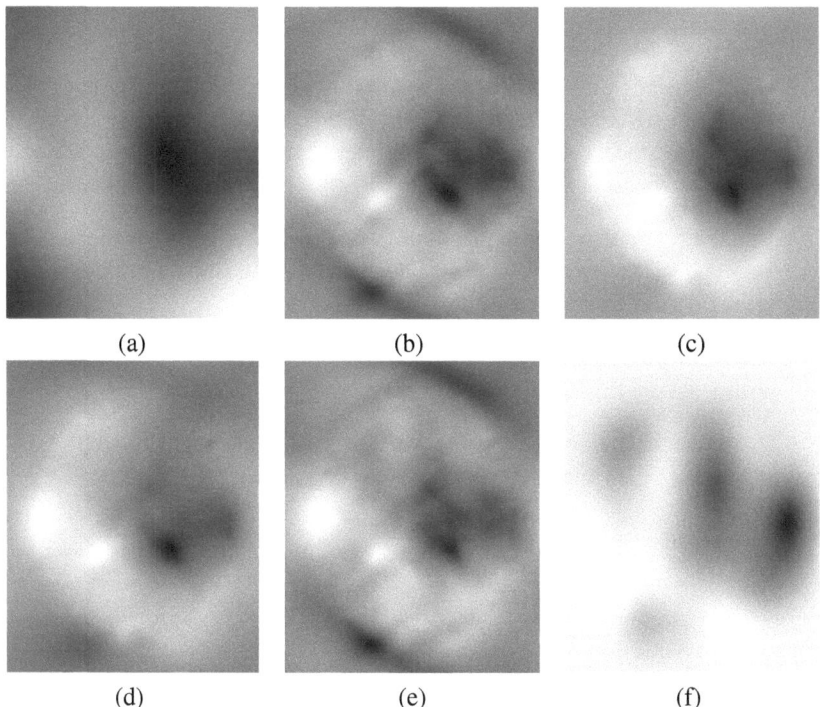

Abbildung 8.4: Verschiebungsfelder in einem Bereich, als Grundwahrheit in (a) und erzeugt mit FLIRT (b), C_T (c), C_R (d), Segistrierung ohne Vorwissen (e) und FFD (f).

die Werte des Maßes gilt: je größer die sind, desto präziser war die Registrierung. Die positive Wirkung der Integration von Vorwissen in die Segistrierung wird hier erneut deutlich. Die Verfahren ohne Vorwissen („Flirt", „without" und „FFD") weisen in der Verteilung de Segmenierungsmaßes keine signifikante Unterschiede auf. Sowohl die Mediane, als auch die Interquantilabstände dieser Verfahren sind ähnlich.

Die beiden Verfahren mit dem Vorwissen über die Segmentierung „C_R" und „C_T" zeigen signifikant bessere Ergebnisse als die sowohl hier, als auch in der Literatur untersuchten Referenzmethoden [XSK+06].

Die in letztem Abschnitt gemachten Beobachtungen, dass das Verfahren „C_T" bessere Werte, aber auch eine größere Verteilung aufweist, während die Methode „C_R", einen kleineren Median und eine viel kleinere Verteilung der Fehler hat, können hier wieder bestätigt werden. Die Erklärung dieser Unterschiede ist in letztem Abschnitt erbracht worden.

Insgesamt lassen sich folgende Punkte zusammenfassen:

- Das Segmentierungsmaß erweist sich im Vergleich mit Registrierungsfehler als repräsentativere Messgröße für die Validierung der Segistrierung. Während das Segmentierungsmaß für die beiden Testmengen gleiche Trends zeigte, wiesen die Registrierungsfehler die Testdaten abhängig Unterschiede auf.

- Durch die Kopplung der Registrierungs- und Segmentierungsmethoden ohne Verwendung von Vorwissen über die Segmentierung lässt sich keine Verbesserung der Ergebnisse nachweisen.

- Die Anbindung des Vorwissens über die Segmentierung eines Bildes wirkt positiv auf die Ergebnisse der Segistrierung.

- Durch die Art der Abindung von Vorwissen über die Segmentierung lassen sich sowohl die Güte, als auch die Streuung der Ergebnisse steuern.

Teil IV

Zusammenfassung und Ausblick

9 Zusammenfassung

In dieser Arbeit wurden Möglichkeiten untersucht, die Bildregistrierung mit der Segmentierung zu kombinieren. Ziel ist es durch eine Zusammenführung beider Verfahren Nachteile der einen Methode durch Stärken der Anderen auszugleichen und somit das erzielte Ergebnis zu verbessern. Ein weiteres Ziel der Arbeit war es einen gemeinsamen Rahmen zu entwickeln in dem verschiedene Registrierungs- und Segmentierungsverfahren integriert und dadurch eventuell vorhandenes Vorwissen auf unterschiedliche Weise unterstützt werden kann.

Zu Beginn wurde eine Einführung in die Problematik der Registrierung und der Segmentierung erbracht. Danach wurde beschrieben, wie die Registrierungs- und Segmentierungsverfahren in einem Funktional miteinander auf verschiedenen Weise kombiniert werden können. Aufbauend auf diesem Funktional wurde eine Klassifizierung der Verfahren vorgenommen. Diese Klassifizierung basiert auf dem in der Segistrierung verwendetem Wissen über die Bilder. Des Weiteren wurden die unterschiedlichen Klassen untersucht. Es wurde die Ableitung der einzelnen Klassen aus dem gemeinsamen Funktional hergeleitet. Die aus der Literatur bekannten Segistrierungsverfahren wurden in diese Klassifizierung integriert. Die algorithmische Umsetzung der Klassen wurde aufgezeigt. Die Verfahren wurden in einer modularen Form entwickelt so, dass verschiedene Registrierungs- und Segmentierungsmethoden ausgetauscht und konfiguriert werden können. Dadurch wurde ein großes Spektrum an Verwendungsmöglichkeiten und Applikationen abgedeckt. Im nächsten Abschnitt wurde eine Idee vorgestellt, wie die Informationen aus einer Registrierung extrahiert werden können, um die Weiterverarbeitung von Datensätzen zu verbessern. Um das Transformationsfeld der Registrierung deuten zu können, wurde auf die Werkzeuge der Vektoranalysis zurückgegriffen. Die vorgestellte Idee wurde mit Algorithmen umgesetzt, in denen die so erhaltenen Informationen für die Verbesserung der Registrierung und für die Segmentierung genutzt werden können. Die vorgestellten Algorithmen beinhalten eine sequentielle Schaltung von Segmentierungs- und Registrierungsmethoden und sind damit für das im Rahmen dieser Arbeit untersuchte Thema von zentraler Bedeutung. Die Verfahren wurden mit praxisrelevanten Beispielen evaluiert. Das letzte Kapitel des methodischen Teils beschäftigte sich mit einem bis dahin ungelösten Problem aus der Neurologie und stellte einen Algorithmus für die Verbesserung der Symmetrie von Hirnaufnahmen entlang der Sagittalebene vor. Der beschriebene Algorithmus verwendet gleichzeitig sowohl die Bausteine der Segmentierung, als auch der Registrierung, um das Problem zu lösen. Die Wirkungsweise des Algorithmus wurde mit einer Evaluierung bestätigt. Anschließend wurde ein von uns entwickelter Validierungsrahmen der Segistrierung vorgestellt. Im darauf folgenden Abschnitt erfolgte die Validierung der vorgestellten Verfahren.

10 Ausblick

Das vorliegende Werk schließt die Forschung im Bereich der Segistrierung nicht ab. Wegen der Komplexität des Problems können alle zu bearbeitende Punkte nicht im Rahmen einer Doktorarbeit erfasst werden. Aus unserer Sicht sollen besonders folgende Punkte weiterentwickelt bzw. -untersucht werden:

In der vorliegenden Arbeit haben wir die Registrierungs- und die Segmentierungsverfahren benutzt, die sich zu diesem Zeitpunkt für solche Fragestellungen als am besten geeignet erwiesen haben. In beiden Gebieten wird ein enormer Forschugsaufwand betrieben, so dass damit fest zu rechnen ist, dass neue bessere Registrierungs- und Segmentierungsmethoden entstehen werden. Der von uns beschriebene theoretische Rahmen der Segistrierung erlaubt es eine derartige Erweiterung relativ einfach zu realisieren. Die Vor- und Nachteile vor der Verwendung neuer Verfahren in der Segistrierung müssen jedoch weiter entsprechend geprüft werden.

Die Kombination der Registrierung und der Segmentierung erfolgte hier additiv und die Lösung wird durch die Minimierung einer Summe von Funktionalen gefunden. Diese Technik wird in der Optimierung als *soft constraints* bezeichnet. Manche Fragestellungen erfordern die Formulierung von so gennanten *hard constrains*. In diesem Fall wirkt das Vorwissen als eine immer geltende Nebenbedingung auf das zu minimierende Funktional ein. Die Fälle, in denen das Vorwissen über Landmarken die Registrierung beeinflusst sind in [OPL[+]09, POL[+]09] untersucht worden. Die Möglichkeit das Vorwissen über die Segmentierung als hard constraints auszunutzen, wurde in der Literatur noch nicht beschrieben.

Ein Segistrierungsfunktional besteht aus mehreren Summanden deren Wirkung auf das Gesamtergebnis durch die Gewichtungsfaktoren reguliert wird. Des Weiteren besitzen die Registrierungs- und Segmentierungsterme mehrere Parameter um die Elastizität oder die Glattheit der Approximation von der Heavisidschen Funktion und weitere Eigenschaften zu steuern. Im Rahmen dieser Arbeit werden solche Parameter entweder basierend auf Vorarbeiten oder empirisch gewählt. Während der Segistrierung dürfen die Parameter nicht verändert werden. Die Benutzung der adaptiven Techniken für die Parameter (vgl. [GMW81]) verspricht eine höhere Stabilität der Verfahren, ist aber bis jetzt für die Segistrierung nicht untersucht worden.

Auf die Parallelisierung der Segistrierung kann in Zukunft eingegangen werden. Dadurch kann eine bessere Laufzeiten des Verfahrens erreicht werden.

In dieser Arbeit haben wir die praktische Verwendbarkeit der Segistrierung im Bezug auf T1-gewichtete MR Datensätze untersucht. Das Verfahren kann aber leicht auf weitere Aufgabenstellungen übertragen werden. Wir versprechen uns besonders profitable Ergebnisse bei der Anwendung der Segistrierung auf stark multimodale Bilder.

Teil V

Anhang

11 Werkzeuge aus der Stochastik

Hier werden einige für das Verständnis dieser Arbeit notwendigen stochastischen Formalismen vorgestellt.

Definition 11.1 (Wahrscheinlichkeitsverteilung und Wahrscheinlichkeitsraum)
Sei Ω eine endliche Menge, weiter sei $\mathcal{P}(\Omega)$ die Potenzmenge von Ω und $A, B \subset \Omega$. Eine Abbildung $P : \mathcal{P}(\Omega) \to [0,1]$ nennt man *Wahrscheinlichkeitsverteilung*, wenn die folgenden Axiome (Kolmogorov'sche Axiome) gelten:

Positivität: $\quad P(A) \geq 0, \forall A \subset \Omega$

Normiertheit: $\quad P(\Omega) = 1$

Additivität: $\quad P(A+B) = P(A) + P(B) \;\;\text{für}\;\; A \cap B = \emptyset$

(Ω, P) nennt man *Wahrscheinlichkeitsraum*.

Definition 11.2 (Zufallsvariable)
Sei (Ω, P) wie oben definiert und G_R eine Menge. Die Abbildung

$$R : \Omega \to G_R$$

wird als G_R-wertige *Zufallsvariable* bezeichnet.

Definition 11.3 (Verteilung einer Zufallsvariablen)
Sei (Ω, P) wie in Definition 11.1, G_R eine Menge, $R : \Omega \to G$ eine Zufallsvariable. Die Funktion $P_R : \mathcal{P}(G_R) \to [0,1]$, mit

$$P_R(A) := P(\{\omega \in \Omega : R(\omega) \in A\}) = P(R^{-1}(A)),$$

heißt *Verteilung der Zufallsvariablen R*.

Definition 11.4 (Verteilungsdichte)
Sei (Ω, P) wie in Definition 11.1, G_R eine Menge, $R : \Omega \to G_R$ eine Zufallsvariable. Die Funktion $p_R : G_R \to [0,1]$, mit

$$p_R(r) := P_R(\{r\}) = P(\{\omega \in \Omega : R(\omega) = r\}), r \in G_R,$$

heißt *Verteilungsdichte der Zufallsvariablen R*.

Definition 11.5 (Verbundverteilung)
Sei (Ω, P) wie in Definition 11.1, G_R und G_T zwei Mengen, $R : \Omega \to G_R$ und $T : \Omega \to G_T$ zwei Zufallsvariablen, sowie $A \subset G_R \times G_T$. Die Funktion $P_{RT} : \mathcal{P}(G_R \times G_T) \to [0,1]$, mit

$$P_{RT}(A) := P(\{\omega \in \Omega : R(\omega) \in A, T(\omega) \in A\}) = P((R,T)^{-1}(A)),$$

heißt *Verbundverteilung* von R und T.

Definition 11.6 (Verbundverteilungsdichte)
Sei (Ω, P) wie in Definition 11.1, G_R und G_T zwei Mengen, $R : \Omega \to G_R$ und $T : \Omega \to G_T$ zwei Zufallsvariablen. Die Funktion $p_{RT} : G_R \times G_T \to [0,1]$, mit

$$p_{RT}(r,t) := P_{RT}(\{r,t\}) = P(\{\omega \in \Omega : R(\omega) = r \text{ und } T(\omega) = t\}), (r,t) \in G_R \times G_T,$$

heißt *Verbundverteilungsdichte* von R und T.

Definition 11.7 (Stochastische Unabhängigkeit)
Die Zufallsvariablen R und T mit Verteilungsdichten p_R und p_T und Verbundverteilungsdichte p_{RT} heißen *stochastisch unabhängig*, wenn

$$p_{RT}(r,t) = p_R(r) p_T(t) \quad \forall r,t \in G_R \times G_T$$

gilt.

Definition 11.8 (Erwartungswert)
Sei G_R eine Menge und $R : \Omega \to G_R$ eine Zufallsvariable mit der Verteilungsdichte $p_R : G_R \to [0,1]$. Dann ist:

$$E(R) := \int_{\mathbb{R}} p_R(r) r \, dr \qquad (11.1)$$

der *Erwartungswert* von R.

Definition 11.9 (Standardabweichung)
Sei G_R eine Menge und $R : \Omega \to G_R$ eine Zufallsvariable mit der Verteilungsdichte $p_R : G_R \to [0,1]$. Dann heißt

$$\sigma(R) = \int_{\mathbb{R}} r^2 p_R(r) - (E(R))^2 \, dr \qquad (11.2)$$

die *Standardabweichung* von R.

11 Werkzeuge aus der Stochastik

Definition 11.10 (Kovarianz)
Seien R und T zwei Zufallsvariablen auf Ω mit einer Verbundverteilungsdichte p_{RT} und den Erwartungswerten $E(R)$ und $E(T)$, dann heißt

$$\text{Cov}(R,T) = \int_{\mathbb{R}^2} rt\, p_{RT}(r,t)\, dr\, dt - E(R)E(T) \tag{11.3}$$

die *Kovarianz* von R und T.

12 Bildung der Kraft der Segistrierung durch die Gâteaux - Ableitung

In diesem Anhang wird exemplarisch der Satz 4.1 bewiesen. Für den Beweis soll die Gâteaux - Ableitung des Termes

$$J[R,T,\phi_T;y] = \beta_1 \cdot J_{SEG}[R,\phi_T;y] + \beta_3 \cdot D[R,T;y] \tag{12.1}$$

gebildet werden.

Die Summanden sind ein Funktional der Segmentierung $J_{SEG}[R,\phi_T;y]$ und ein Distanzmaß der Registrierung $D[R,T;y]$. Im Weiteren wird angenommen, dass das Funktional der Segmentierung aus folgenden Energien besteht: die externe Energie aus Gleichung 3.20 $E_{Ext}^{MS}[R,\phi_T;y]$ und die interne Energie $E_{Int}^{length}[\phi_T]$ aus Gleichung 3.17. Die Gâteaux - Ableitung der Summe wird wie folgt hergeleitet:

$$\begin{aligned}
\frac{\partial J[R,T,\phi_T;y_\varepsilon]}{\partial \varepsilon} &= \frac{\partial}{\partial \varepsilon}\left(\beta_1 \cdot J_{SEG}[R,\phi_T;y_\varepsilon] + \beta_3 \cdot D[R,T;y_\varepsilon]\right) \\
&= \frac{\partial}{\partial \varepsilon}\left(\beta_1(E_{Ext}^{MS}[R,\phi_T;y_\varepsilon] + E_{Int}^{length}[\phi_T;y_\varepsilon]) + \beta_3 \cdot D[R,T;y_\varepsilon]\right) \\
&= \frac{\partial}{\partial \varepsilon}\beta_1 E_{Ext}^{MS}[R,\phi_T;y_\varepsilon] + \frac{\partial}{\partial \varepsilon}\beta_1 E_{Int}^{length}[\phi_T;y_\varepsilon] + \frac{\partial}{\partial \varepsilon}\beta_3 \cdot D[R,T;y_\varepsilon]
\end{aligned}$$

Um die Lesbarkeit der Herleitung zu erleichtern werden die Gâteaux - Ableitungen der internen und externen Energien der Segmentierung (die ersten zwei Summanden) getrennt behandelt.

Es wird mit der Ableitung der externen Energie begonnen:

$$\begin{aligned}\frac{\partial E_{\text{Ext}}^{\text{MS}}[R,\phi_T;y_\varepsilon]}{\partial \varepsilon} &= \frac{\partial}{\partial \varepsilon}\Bigg(\int_\Omega (R(x)-c_{1R})^2 H(\phi_T(y(x)+\varepsilon v(x)))dx \\ &\quad + \int_\Omega (R(x)-c_{2R})^2(1-H(\phi_T(y(x)+\varepsilon v(x))))dx\Bigg) \\ &= \frac{\partial}{\partial \varepsilon}\int_\Omega (R(x)-c_{1R})^2 H(\phi_T(y(x)+\varepsilon v(x)))dx \\ &\quad + \frac{\partial}{\partial \varepsilon}\int_\Omega (R(x)-c_{2R})^2(1-H(\phi_T(y(x)+\varepsilon v(x))))dx\end{aligned}$$

Um die Gâteaux - Ableitung zu vereinfachen, werden die Produkt- und Kettenregel angewendet:

$$\begin{aligned}\frac{\partial E_{\text{Ext}}^{\text{MS}}[R,\phi_T;y_\varepsilon]}{\partial \varepsilon} &= \int_\Omega \frac{\partial}{\partial \varepsilon}(R(x)-c_{1R})^2 H(\phi_T(y(x)+\varepsilon v(x)))dx \\ &\quad + \int_\Omega \frac{\partial}{\partial \varepsilon}(R(x)-c_{2R})^2(1-H(\phi_T(y(x)+\varepsilon v(x))))dx \\ &= \int_\Omega (R(x)-c_{1R})^2 \delta(\phi_T(y(x)+\varepsilon v(x)))\nabla\phi_T(y(x)+\varepsilon v(x))v(x)dx \\ &\quad - \int_\Omega (R(x)-c_{2R})^2 \delta(\phi_T(y(x)+\varepsilon v(x))))\nabla\phi_T(y(x)+\varepsilon v(x))v(x)dx.\end{aligned}$$

Für $\varepsilon = 0$ ergibt sich

$$\begin{aligned}\frac{\partial E_{\text{Ext}}^{\text{MS}}[R,\phi_T;y_\varepsilon]}{\partial \varepsilon}\Big|_{\varepsilon=0} &= \int_\Omega \langle (R(x)-c_{1R})^2 \delta(\phi_T(y(x)))\nabla\phi_T(y(x)), v(x)\rangle_{\mathbb{R}^d} dx \\ &\quad - \int_\Omega \langle (R(x)-c_{2R})^2 \delta(\phi_T(y(x))))\nabla\phi_T(y(x)), v(x)\rangle_{\mathbb{R}^d} dx.\end{aligned}$$

12 Bildung der Kraft der Segistrierung

Entsprechend kann die Ableitung der internen Energie gebildet werden:

$$\frac{\partial E_{\text{Int}}^{\text{length}}[\phi_T; y_\varepsilon]}{\partial \varepsilon} = \frac{\partial}{\partial \varepsilon}\left(\int_\Omega |H(\phi_T(y(x) + \varepsilon v(x)))|dx\right)$$

$$= \int_\Omega |\delta(\phi_T(y(x) + \varepsilon v(x)))\nabla\phi_T(y(x) + \varepsilon v(x))v(x)|dx$$

Es wird $\varepsilon = 0$ verwendet, um die Ableitung zu vereinfachen:

$$\frac{\partial E_{\text{Int}}^{\text{length}}[\phi_T; y_\varepsilon]}{\partial \varepsilon}\Big|_{\varepsilon=0} = \int_\Omega \langle\delta(\phi_T(y(x)))\nabla\phi_T(y(x)), v(x)\rangle_{\mathbb{R}^d}\, dx$$

Der dritte Summand aus der Gleichung (12.1) ist das Distanzmaß der Registrierung. Im Rahmen dieser Arbeit wird das auf der Kreuzkorrelation basierende Distanzmaß verwendet. Die Kraft $f_{\text{Reg}}(y(x))$ aus der Gâteaux- Ableitung dieses Distanzmaßes ist im Satz 2.16 präsentiert.

Die drei Summanden werden wieder zusammen betrachtet:

$$\frac{\partial J[R,T,\phi_T; y_\varepsilon]}{\partial \varepsilon} = \beta_1 \int_\Omega \langle (R(x) - c_{1R})^2 \delta(\phi_T(y(x)))\nabla\phi_T(y(x)), v(x)\rangle_{\mathbb{R}^d}\, dx$$

$$-\beta_1 \int_\Omega \langle (R(x) - c_{2R})^2 \delta(\phi_T(y(x))))\nabla\phi_T(y(x)), v(x)\rangle_{\mathbb{R}^d}\, dx$$

$$+\beta_2 \int_\Omega \langle \delta(\phi_T(y(x)))\nabla\phi_T(y(x)), v(x)\rangle_{\mathbb{R}^d}\, dx$$

$$+\beta_3 \int_\Omega \langle f_{\text{Reg}}(y(x)), v(x)\rangle_{\mathbb{R}^d}\, dx$$

Woraus sich unter definierten Randbedingungen folgende Kraft der Segistrierung ergibt:

$$f_{seg}(y(x)) = (\beta_1(R(x) - c_{1R})^2 - \beta_1(R(x) - c_{0R})^2 + \beta_2)\delta(\phi_T(y(x)))$$
$$\cdot \nabla\phi_T(y(x)) + \beta_3 f_{\text{Reg}}(y(x))$$

13 Werkzeuge aus der Vektoranalysis

In diesem Anhang werden einige Werkzeuge aus der Vektoranalysis vorgestellt. Es wird mit der Definition des Nabla-Operators, des Gradientes und des Laplace-Operators begonnen.

Definition 13.1 (Nabla-Operator)
Mit dem symbolischen Vektor

$$\nabla = \left(\frac{\partial}{\partial x_1}, \frac{\partial}{\partial x_2}, \cdots, \frac{\partial}{\partial x_d} \right) \tag{13.1}$$

wird der *Nabla-Operator* bezeichnet.

Mit Hilfe des Nabla-Operators kann der Gradient eine Komponente des Vektorfeldes definiert werden

Definition 13.2 (Gradient)
Sei y ein differenzierbares Vektorfeld und y_i seine $i-te$ Komponente. Dann bezeichnet

$$\nabla y_i = \left(\frac{\partial y_i}{\partial x_1}, \frac{\partial y_i}{\partial x_2}, \cdots, \frac{\partial y_i}{\partial x_d} \right) \tag{13.2}$$

den *Gradient* von y_i.

Definition 13.3 (Laplace-Operator)
Sei y ein differenzierbares Vektorfeld und y_i seine $i-te$ Komponente. Dann bezeichnet

$$\Delta y_i = \left(\frac{\partial^2 y_i}{\partial x_1^2} + \frac{\partial^2 y_i}{\partial x_2^2} + \cdots + \frac{\partial^2 y_i}{\partial x_d^2} \right) \tag{13.3}$$

den *Laplace-Operator* von y_i.

Des Weiteren werden die Rotation und die Divergenz definiert.

Definition 13.4 (Rotation)
Sei *y* ein differenzierbares Vektorfeld. Dann wird

$$\operatorname{rot} y : \begin{cases} \mathbb{R}^d \to \mathbb{R} & \text{für } d = 2 \\ \mathbb{R}^d \to \mathbb{R}^d & \text{für } d > 2, \end{cases}$$

$$\operatorname{rot}(y) = \nabla \times y \tag{13.4}$$

als *Rotation* von **y** bezeichnet.

Definition 13.5 (Divergenz)
Sei *y* ein differenzierbares Vektorfeld. Dann wird

$$\operatorname{div} y : \mathbb{R}^d \to \mathbb{R},$$

$$\operatorname{div}(y) = \nabla \cdot y \tag{13.5}$$

als *Divergenz* von *y* definiert.

14 In Verbindung mit der Arbeit entstandene Publikationen

1. Ens, K., Wenzel F., Young S., Modersitzki J., Fischer B., *Design of a Synthetic Database for the Validation of Nonlinear Registration and Segmentation of MR Brain Images.* SPIE Medical Imaging, Orlando, Florida, USA, February 2009

2. Ens, K., Heldmann S., Modersitzki J., Fischer B., *Improving a Registration and/or Segmentation Task by Incorporating Characteristics of the Displacement Field.* SPIE Medical Imaging, Orlando, Florida, USA, February 2009

3. Ens, K., Wenzel F., Fischer B. *Verbesserung der Symmetrie von Hirnaufnahmen entlang der Sagittalebene.* Bildverarbeitung für die Medizin, Heidelberg, Springer, 2009

4. Ens, K. von Berg J., Fischer B. *A Communication Term for the Combined Registration and Segmentation.* ECIFMBE 2008, IFMBE Proceedings 22

5. Ens, K., von Berg, J., Kabus, S., Lorenz, C., Fischer, B., *A Unified Framework for Joint Registration and Segmentation.* SPIE Medical Imaging, San Diego, California, USA, February 2008

6. Vik, T., Kabus, S., von Berg, J., Ens, K., Dries, S., Klinder, T., Lorenz, C., *Validation and Comparison of Registration Methods for Free-Breathing 4D Lung-CT.* SPIE Medical Imaging, San Diego, California, USA, February 2008

7. Ens, K., von Berg, J., Kabus, S., Renisch, S., Fischer, B., *Distanzmaß für die Segistrierung.* Technical Report A-07-09, 2007

8. Ens, K., Schumacher, H., Franz, A. and Fischer, B., *Improved Elastic Medical Image Registration Using Mutual Information.* Proccedings of SPIE 2007, Medical Imaging, San Diego, USA, February 2007

9. Papenberg, N., Schumacher, H., Heldmann, S., Wirtz, S., Bommersheim, S., Ens, K., Modersitzki, J., Fischer, B., *A Fast and Flexible Image Registration*

Toolbox - Design and Implementation of the General Approach. In Bildverarbeitung für die Medizin, Springer, 2007

10. Schumacher, H., Ens, K., Franz, A., Fischer, B., *Wahl eines gewichteten Distanzmaßes für monomodale Bilder in der nichtparametrischen Registrierung.* Bildverarbeitung für die Medizin, Springer, 2007

Literaturverzeichnis

[Abb03] ABBOTT, A.: *A new Atlas of the Brain*. Nature, Seiten 249–250, 2003.

[ADN09] *Alzheimer's Disease Neuroimaging Initiative (ADNI)*, 2009. http://www.loni.ucla.edu/ADNI.

[Aea08] APOSTOLOVA, I. und ET AL.: *Detection of a possible epilepsy focus in the residual mesial temporal lobe in a patient operated on a ganglioglioma by ictal and interictal perfusion SPECT only after computer-aided sub-traction analysis*. Nuklearmedizin, 47:N65–N68, 2008.

[AF99] ASHBURNER, J. und K. J. FRISTON: *Nonlinear Spatial Normalization Using Basis Functions*. Human Brain Mapping, 7:254–266, 1999.

[AK02] AUBERT, G. und P. KORNPROBST: *Mathematical Problems in Image Processing*. Springer, 2002.

[AM98] ATKINS, M. S. und B. T. MACKIEWICH: *Fully Automatic Segmentation of the Brain in MRI*. IEEE Trans. Med. Imaging, 17(1):98–107, 1998.

[BFB+08] BARNES, J., J. FOSTER, R.G. BOYES, T. PEPPLE, E.K. MOORE, J.M. SCHOTT, C. FROST, R.I. SCAHILL und N.C. FOX: *A comparison of methods for the automated calculation of volumes and atrophy rates in the hippocampus*. NeuroImage, 40(4):1655 – 1671, 2008.

[Bro81] BROIT, C.: *Optimal registration of deformed images*. Doktorarbeit, Department of Computer and Information Science, University of Pennsylvania, 1981.

[Bro92] BROWN, L.G.: *A survey of image registration techniques*. ACM Computing Surveys, 24(4):325–376, 1992.

[BT97] BEAUCHEMIN, M. und K. P. B. THOMSON: *The evaluation of segmentation results and the overlapping area matrix*. International Journal of Remote Sensing, 18:0143–1161, 1997.

[CCR+05] CRUM, W. R., O. CAMARA, D. RUECKERT, K. K. BHATIA, M. JENKINSON und D. L. HILL: *Generalised overlap measures for assessment of pairwise and groupwise image registration and segmentation.* Medical image computing and computer-assisted intervention : MICCAI ... International Conference on Medical Image Computing and Computer-Assisted Intervention, 8(Pt 1):99–106, 2005.

[CDH+03] CARDENAS, V. A., A. T. DU, D. HARDIN, F. EZEKIEL, P. WEBER, W. J. JAGUST, H. C. CHUI, N. SCHUFF und M. W. WEINER: *Comparison of methods for measuring longitudinal brain change in cognitive impairment and dementia.* Neurobiology of Aging, 24(4):537 – 544, 2003.

[CGK+06] CHRISTENSEN, G.E., X. GENG, J.G. KUHL, J. BRUSS, T.J. GRABOWSKI, I.A. PIRWANI, M.W. VANNIER, J.S. ALLEN und H. DAMASIO: *Introduction to the Non-Rigid Image Registration Evaluation Project (NIREP).* In: *WBIR*, Band 4057 der Reihe *LNCS*, Seiten 128–135. Springer, 2006.

[CKKE97] COCOSCO, C. A., V. KOLLOKIAN, R. K.-S. KWAN und A.C. EVANS: *BrainWeb: Online Interface to a 3D MRI Simulated Brain Database.* NeuroImage, 5:425, 1997.

[CM05] CHAU, W. und A. R. MCINTOSH: *The Talairach coordinate of a point in the MNI space: how to interpret it.* NeuroImage, 25(2):408–416, 2005.

[CMD+95] COLLIGNON, A., F. MAES, D. DELAERE, D. VANDERMEULEN, P. SUETENS und G. MARCHAL: *Automated multi-modality image registration based on information theory.* Information processing in medical imaging, Seiten 263–274, 1995.

[CON+09] CLARKSON, M.J., S. OURSELIN, C. NIELSEN, K.K. LEUNG, J. BARNES, J.L. WHITWELL, J.L. GUNTER, D.L. HILL, M.W. WEINER, C.R. JR. JACK, N.C. FOX und ALZHEIMER'S DISEASE NEUROIMAGING INITIATIVE.: *Comparison of phantom and registration scaling corrections using the ADNI cohort.* Neuroimage, 47(4):1506–13, 2009.

[Cra07] CRAWLEY, M. J.: *The R Book.* Chichester: Wiley and Sons, 2007.

[CV99] CHAN, T. und L. VESE: *An Active Contour Model without Edges.* Scale-Space LNCS, 1999.

Literaturverzeichnis

[DSR+99] DENTON, E. R. E., L. I. SONODA, D. RUECKERT, S. C. RANKIN, C. HAYES, M. LEACH, D. L. G. HILL und D. J. HAWKES: *Comparison and evaluation of rigid and non-rigid registration of breast MR images*. Journal of Computer Assisted Tomography, 23:800–805, 1999.

[DT79] DERVIEUX, A. und F. THOMASSET: *Lecture Notes in Mathematics*, Kapitel A finite element method for the simulation of rayleigh-taylor instability, Seiten 145–159. 1979.

[EHMF09] ENS, K., S. HELDMANN, J. MODERSITZKI und B. FISCHER: *Improving a registration and/or segmentation task by incorporating characteristics of the displacement field*. In: FITZPATRICK, JM und M SONKA (Herausgeber): *Proceedings of the SPIE 2009, Medical Imaging*. SPIE, 2009.

[Eva02] EVANS, L. C.: *Partial Differential Equations*. AMS, 2002.

[EvBF08] ENS, K., J. VON BERG und B. FISCHER: *A Communication Term for the Combined Registration and Segmentation*. In: SLOTEN, J. VANDER, P. VERDONCK, M. NYSSEN und J. HAUEISEN (Herausgeber): *ECIFMBE 2008, IFMBE Proceedings 22*, Seiten 673–675, 2008.

[EvBK+07] ENS, K., J. VON BERG, S. KABUS, S. RENISCH und B. FISCHER: *Distanzmaß für die Segistrierung*. Technischer Bericht A-07-09, Institute of Mathematics, University of Luebeck, 2007.

[EvBK+08] ENS, K., J. VON BERG, S. KABUS, C. LORENZ und B. FISCHER: *A unified framework for joint registration and segmentation*. Band 6914, Seite 691406. SPIE, 2008.

[EWF09] ENS, K., F. WENZEL und B. FISCHER: *Verbesserung der Symmetrie von Hirnaufnahmen entlang der Sagittalebene*. In: A HORSCH, TM DESERNO, H HANDELS HP MEINZER und T TOLXDOFF (Herausgeber): *Bildverarbeitung für die Medizin*. Springer, 2009.

[EWY+09] ENS, K., F. WENZEL, S. YOUNG, J. MODERSITZKI und B. FISCHER: *Design of a synthetic database for the validation of nonlinear registration and segmentation of MR brain images*. In: *SPIE 2009, SPIE Medical Imaging, Orlando, Florida, USA*, Band 0, feb 2009.

[Fed69] FEDERER, H.: *Geometric Measure Theory*. Grundlehren der mathematischen Wissenschaften, Springer-Verlag Berlin Heidelberg New York, 153, 1969.

[FM99]   FISCHER, B. und J. MODERSITZKI: *Fast inversion of matrices arising in image processing.* Numerical Algorithms 22, Seiten 1–11, 1999.

[FM02]   FISCHER, B. und J. MODERSITZKI: *Fast diffusion registration.* Contemporary Mathematics 313, Inverse Problems, Image Analysis, and Medical Imaging, AMS, Seiten 117–129, 2002.

[FM03a]   FISCHER, B. und J. MODERSITZKI: *Combination of automatic nonrigid and landmark based registration: the best of both worlds.* In: SONKA, M und JM FITZPATRICK (Herausgeber): *Medical Imaging 2003: Image Processing*, Seiten 1037–1048. Proceedings of the SPIE 5032, 2003.

[FM03b]   FISCHER, B. und J. MODERSITZKI: *Curvature based image registration.* JMIV, 18(1), 2003.

[Fol95]   FOLLAND, G. B.: *Introduction to partial differential equations.* Princeton University Press, Princeton, New Jersey, 1995.

[GDP$^+$98]   GOLDSZAL, A. F., C. DAVATZIKOS, D. L. PHAM, M. X. H. YAN, R. N. BRYAN und S. M. RESNICK: *An Image Processing System for Qualitative and Quantitative Volumetric Analysis of Brain Images.* J. Comput. Assist. Tomogr, 22(5):827–837, 1998.

[GMW81]   GILL, P. E., W. MURRAY und M. H. WRIGHT: *Practical Optimization for Non-linear Approximation.* Academic Press, 1981.

[GW93]   GONZALES, R. C. und R. E. WOODS: *Digital Image Processing.* Addison-Wesley, Reading, Massachusetts, 1993.

[Hab91]   HABERÄCKER, P.: *Digitale Bildverarbeitung.* Carl Hanse Verlag, 1991.

[Had23]   HADAMARD, J.: *Lectures on the Cauchy Problem in Linear Partial Differential Equations.* New York, 1923.

[HBC$^+$01]   HELLIER, P., C. BARILLOT, I. COROUGE, B. GIBAUD, G. LE GOUALHER, D.L. COLLINS, A. EVANS, G. MALANDAIN und N. AYACHE: *Retrospective evaluation of inter-subject brain registration.* In: NIESSEN, WJ und MA VIERGEVER (Herausgeber): *MICCAI*, Band 2208 der Reihe *LNCS*, Seiten 258–265. Springer, 2001.

[Hel07]   HELDMANN, S.: *Non-Linear Registration Based on Mutual Information*. Logos Berlin, 2007.

[Heu93]   HEUSER, H.: *Lehrbuch der Analysis, Teil 1*. B. G. Teubner Stuttgart, Zehnte Auflage Auflage, 1993.

[HM05]   HABER, E. und J. MODERSITZKI: *Beyond Mutual Information: A simple and robust alternative*. In: MEINZER, H.P., H. HANDELS, A. HORSCH und T. TOLXDORFF (Herausgeber): *Bildverarbeitung für die Medizin 2005*. Springer, 2005.

[HM07a]   HABER, E. und J. MODERSITZKI: *Image Registration with Guaranteed Displacement Regularity*. Int. J. Comput. Vision, 71(3):361–372, 2007.

[HM07b]   HABER, E. und J. MODERSITZKI: *Intensity gradient based registration and fusion of multi-modal images*. Methods of Information in Medicine, 46(3):292–299, 2007.

[HP00]   HAHN, H. K. und H. O. PEITGEN: *The Skull Stripping Problem in MRI Solved by a Single 3D Watershed Transform*. In: *Proc. MICCAI, LNCS 1935*, Seiten 134–143, 2000.

[HV02]   HERMOSILLO-VALADEZ, G.: *Variational Methods for Multimodal Image Matching*. Ph.D. thesis, Université de Nice-Sophia Antipolis, 2002.

[IBI09]   *Institute for biomedical image analysis (IBIA)*. The Health and life sciences university Hall, 2009. http://ibia.umit.at/ResearchGroup/.

[Jäh97]   JÄHNE, B.: *Digitale Bildverarbeitung*. Springer, vierte, völlig neubearbeitete Auflage Auflage, 1997.

[JFH+02]   JANNIN, P., J. M. FITZPATRICK, D. J. HAWKES, X. PENNEC, R. SAHIDI und M. W. VANNIER: *Validation of medical image processing in image-guided therapy*. IEEE Transactions on Medical Imaging, 21(12):1445–1449, 2002.

[KD06]   KARACALI, B. und C. DAVATZIKOS: *Simulation of Tissue Atrophy Using a Topology Preserving Transformation Model*. IEEE Transactions on Medical Imaging, 25(5):649–652, 2006.

[KGWK96] KAPUR, T., W. E. L. GRIMSON, W. M. WELLS und R. KIKINIS: *Segmentation of Brain Tissue from Magnetic Resonance Images*. Medical Image Analysis, 1(2):109–127, 1996.

[Kim73] KIMURA, D.: *The asymmetry of the human brain*. Sci Am., 228(3):8–70, 1973.

[KKM05] KOMISTEK, R.D., T.R. KANE und M. MAHFOUZ: *Knee mechanics: a review of past and present techniques to determine in vivo loads*. Journal Biomech, 38:215–228, 2005.

[KNFM04] KABUS, S., T. NETSCH, B. FISCHER und J. MODERSITZKI: *B-Spline Registration of 3D Images with Levenberg-Marquardt Optimization*. In: FITZPATRICK, J. M. und M. SONKA (Herausgeber): *Proceedings of SPIE Medical Imaging 2004: Image Processing*, Band 5370, Seiten 304–313, 2004.

[KSG+92] KIKINIS, R., M. E. SHENTON, G. GERIG, J. MARTIN, M. ANDERSON, D. METCALF, C. R. G. GUTTMANN, R. W. MCCARLEY, W. LORENSEN, H. CLINE und F. A. JOLESZ: *Routine Quantitative Analysis of Brain and Cerebrospinal Fluid Spaces with MR Imaging*. J. Magnetic Resonance Imaging, 2:619–629, 1992.

[KWT87] KASS, M., A. WITKIN und D. TERZOPOULOS: *Snakes: Active contour models*. International Journal of Computer Vision, 1(4):321–331, 1987.

[LHH97] LITTLE, J.A., D-L. G. HILL und D. J. HAWKES: *Deformation Incorporating rigid Structures*. Computer Vision and Image Understanding, (66(2)):223–232, 1997.

[Liu05] LIU, J.: *Segmentation Guided Registration for Medical Images*. In: *SPIE Medical Imaging*, 2005.

[LMVS04] LOECKX, D., F. MAES, D. VANDERMEULEN und P. SUETENS: *Non-rigid Image Registration Using Free-Form Deformations with a Local Rigidity Constraint*. In: *MICCAI (1)*, Seiten 639–646, 2004.

[LWL06] LIU, J., Y. WANG und J. LIU: *A Unified Framework for Segmentation-Assisted Image Registration*. In: *ACCV (2)*, Seiten 405–414, 2006.

[MF93]	MAURER, C. R. und J. M. FITZPATRICK: *A review of medical image registration*. Interactive Image-Guided Neurosurgery, Seiten 17–44, 1993.
[Mni09]	*The MNI brain and the Talairach atlas*, 2009. http://imaging.mrc-cbu.cam.ac.uk/imaging/MniTalairach.
[Mod03]	MODERSITZKI, J.: *Numerical methods for image registration*. Oxford University Press, 2003.
[Mod09]	MODERSITZKI, J.: *Fair: Flexible Algorithms for Image Registration (Fundamentals of Algorithms)*. Society for Industrial and Applied Mathematics, October 2009.
[MS89]	MUMFORD, D. und J. SHAH: *Optimal approximation by piecewise smooth functions and associated variational problems*. Comm. Pure Appl. Math., 42, 1989.
[MS02]	MALLADI, R. und J. A. SETHIAN: *A General Framework for Low Level Vision Fast Methods for Shape Extraction in Medical and Biomedical Imaging*, Seiten 1–13. Springer Verlag, 2002.
[OF02]	OSHER, S. J. und R. P. FEDKIW: *Level Set Methods and Dynamic Implicit Surfaces*. Springer, 2002.
[OP03]	OSHER, S. J. und N. PARAGIOS: *Geometric Level Set Methods in Imaging, Vision, and Graphics*. Springer, 2003.
[OPL+09]	OLESCH, J, N PAPENBERG, T LANGE, M CONRAD und B FISCHER: *Matching CT and ultrasound data of the liver by landmark constrained image registration*. 7261:72610G, 2009.
[OS92]	OPPENHEIM, A. und R SCHAFER: *Zeitdiskrete Signalverarbeitung*. Oldenburg Verlag, 1992.
[OSPvO03]	OOSTENVELD, R., D. F. STEGEMAN, P. PRAAMSTRA und A. VAN OOSTEROM: *Brain symmetry and topographic analysis of lateralized event-related potentials*. Clinical neurophysiology, 114:1194–1202, 2003.
[Par62]	PARZEN, E.: *On the estimation of probability density function*. Ann. Math. Statist., 33, Seiten 1065–1076, 1962.

[PCF05]   PARAGIOS, N., Y. CHEN und O. FAUGERAS: *Handbook of Mathematical Models in Computer Vision.* Springer-Verlag New York, Inc., Secaucus, NJ, USA, 2005.

[PD84]   PORTER, T. und T. DUFF: *Compositing digital images.* In: *SIGGRAPH '84: Proceedings of the 11th annual conference on Computer graphics and interactive techniques*, Seiten 253–259, New York, NY, USA, 1984. ACM.

[PM90]   PERONA, P. und J. MALIK: *Scale space and edge detection using anisotropic diffusion.* IEEE Transaction on Pattern Analysis and Machine Intelligence 12, Seiten 629–639, 1990.

[POL+09] PAPENBERG, N, J OLESCH, T LANGE, PM SCHLAG und B FISCHER: *Landmark constrained non-parametric image registration with isotropic tolerances.* Seiten 122–126, 2009.

[PWL+98] PENNEY, G. P., J. WEESE, J. A. LITTLE, P. DESMEDT, D. L.G. HILL und D. J. HAWKES: *A Comparison of Similarity Measures for Use in 2D-3D Medical Image Registration.* Lecture Notes in Computer Science, Medical Image Computing and Computer-Assisted Intervention - MICCAI, 1496, 1998.

[PXP00]   PHAM, D., C. XU und J. PRINCE: *A Survey of Current Methods in Medical Image Segmentation.* Annual Review of Biomedical Engineering, 2:315–337, 2000.

[RDSC07] REINERTSEN, I., M. DESCOTEAUX, K. SIDDIQI und D.L. COLLINS: *Validation of vessel-based registration for correction of brain shift.* Medical Image Analysis, 11(4)(4):374–388, 2007.

[Roh01]   ROHR, K.: *Landmark-Based Image Analysis*, Band 21 der Reihe *Computational Imaging and Vision.* Springer, 2001.

[RSH+99] RUECKERT, D., L. I. SONODA, C. HAYES, D. L. G. HILL, M. O. LEACH und D. J. HAWKES: *Non-rigid registration using free-form deformations: Application to breast MR images.* IEEE Transactions on Medical Imaging, 18(8), 1999.

[Sch94]   SCHNELL, R.: *Graphisch gestützte Datenanalyse.* Verlag Oldenbourg, München, 1994.

[Sch97]   SCHWARZ, H. R.: *Numerische Mathematik.* Teubner Verlag, vierte, übearbeitete Auflage Auflage, 1997.

[Set95]   SETHIAN, J.A.: *Level Set Methods: An Act of Violence - Evolving Interfaces in Geometry, Fluid Mechanics, Computer Vision and Materials Sciences*, 1995.

[Sha96]   SHAH, J.: *A Common Framework for Curve Evolution, Segmentation and Anisotropic Diffusion*. Seite 136, 1996.

[SK72]   SKEEL, R. D. und J. B. KEIPER: *Elementary Numerical Analysis*. McGraw-Hill, New-York, 1972.

[SM97]   SHI, J. und J. MALIK: *Normalized Cuts and Image Segmentation*. IEEE Transactions on Pattern Analysis and Machine Intelligence, 22:888–905, 1997.

[Spu07]   SPURK, J.: *Strömungslehre: Einführung in die Theorie der Strömungen*. Springer, 2007.

[SRQ+01]   SCHNABEL, J. A., D. RUECKERT, M. QUIST, J. M. BLACKALL, A. D. CASTELLANO SMITH, T. HARTKENS, G. P. PENNEY, W. A. HALL, H. LIU, C. L. TRUWIT, F. A. GERRITSEN, D. L. G. HILL und D. J. HAWKES: *A generic framework for non-rigid registration based on non-uniform multi-level free-form deformations*. In: *In Fourth Int. Conf. on Medical Image Computing and Computer-Assisted Intervention*, Seiten 573–581, 2001.

[SS06]   STRASSACKER, G. und R. SÜSSE: *Rotation, Divergenz und Gradient: Einführung in die elektromagnetische Feldtheorie*. Vieweg+Teubner, 2006.

[STCS+03]   SCHNABEL, J. A., C. TANNER, A. D. CASTELLANO-SMITH, A. DEGENHARD, M. O. LEACH, D. RODNEY HOSE, D. L. G. HILL und D. J. HAWKES: *Validation of nonrigid image registration using finite-element methods: application to breast MR images*. IEEE Transactions on Medical Imaging, 22(2):238–247, 2003.

[SWG+05]   SAVAI, R., J. C. WOLF, S. GRESCHUS, B. G. EUL, R. T. SCHERMULY, J. HÄNZE, R. VOSWINCKEL, A. C. LANGHEINRICH, F. GRIMMINGER, H. TRAUPE, W. SEEGER und F. ROSE: *Analysis of Tumor Vessel Supply in Lewis Lung Carcinoma in Mice by Fluorescent Microsphere Distribution and Imaging with Micro- and Flat-Panel Computed Tomography*. Am J Pathol, Seiten 937–946, 2005.

[SZ98] SLED, J.G., A.P. ZIJDENBOS und A.C. EVANS : *A nonparametric method for automatic correction of intensity nonuniformity in MRI data.* Medical Imaging, IEEE Transactions on, 17:87 – 97, 1998.

[Tik63a] TIKHONOV, A. N.: *Regularisation of incorrectly posed problems.* Soviet. Math. Dokladi, 1963.

[Tik63b] TIKHONOV, A. N.: *Solution of incorrectly formulated problems and the regularisation method.* Soviet. Math. Dokladi, 1963.

[TT88] TALAIRACH, J. und P. TOURNOUX: *Co-planar Stereotaxic Atlas of the Human Brain: 3-Dimensional Proportional System - an Approach to Cerebral Imaging.* Thieme Medical Publishers, New York, NY, 1988.

[US05] UNAL, C. und G. SLABAUGH: *Coupled PDEs for Non-Rigid Registration and Segmentation.* In: *CVPR*, 2005.

[VC02] VESE, L. A. und T. F. CHAN: *A Multiphase Level Set Framework for Image Segmentation Using the Mumford and Shah Model.* International Journal of Computer Vision, 50(3):271–293, December 2002.

[VKvB+08] VIK, T., S. KABUS, J. VON BERG, K. ENS, S. DRIES, T. KLINDER und C. LORENZ: *Validation and comparison of registration methods for free-breathing 4D lung CT.* Band 6914, Seite 69142P. SPIE, 2008.

[VWI95] VIOLA, P. A. und W. M. WELLS III: *Alignment by maximization of mutual information.* In: *Fifth International Conference on Computer Vision, IEEE*, Seiten 16–23, 1995.

[WFW+97] WEST, J., J. M. FITZPATRICK, M. Y. WANG, B. M. DAWANT, JR. C. R. MAURER, R. M. KESSLER, R. J. MACIUNAS, C. BARILLOT, D. LEMOINE, A. COLLIGNON, F. MAES, P. SUETENS, D. VANDERMEULEN, P. A. VAN DEN ELSEN, S. NAPEL, T. S. SUMANAWEERA, B. HARKNESS, P. F. HEMLER, D. L. HILL, D. J. HAWKES, C. STUDHOLME, J. B. MAINTZ, M. A. VIERGEVER, G. MALANDAIN und R. P. WOODS: *Comparison and evaluation of retrospective intermodality brain image registration techniques.* J. Comput. Assist. Tomogr., 21(4):554–566, 1997.

[WK02] WEICKERT, J. und G. KÜHNE: *Fast Methods for Implicit Active Contour Models.* Universität des Saarlandes, 2002.

[WR06]	WÖRZ, S. und K. ROHR: *Physics-Based Elastic Image Registration Using Splines and Including Landmark Localization Uncertainties.* In: *MICCAI (2)*, Seiten 678–685, 2006.
[WRV98]	WEICKERT, J., B. M. TER HAAR ROMENY und M. A. VIERGEVER: *Efficient and Reliable Schemes for Nonlinear Diffusion Filtering.* IEEE Transactions on Image Processing, 7:398–410, 1998.
[WV05]	WANG, F. und B. C. VEMURI: *Simultaneous Registration and Segmentation of Anatomical Structures from Brain MRI.* In: *MICCAI*, Seiten 17–25, 2005.
[XSK+06]	XUE, Z., D. SHEN, B. KARACALI, J. STERN, D. ROTTENBERG und C. DAVATZIKOS: *Simulating deformations of MR brain images for validation of atlas-based segmentation and registration algorithms.* NeuroImage, 33:855–866, 2006.
[YBN+06]	YOUNG, S., D. BYSTROV, T. NETSCH, R. BERGMANS, A. VAN MUISWINKEL, F. VISSER, R. SPRINGORUM und J. GIESEKE: *Automated planning of MRI neuro scans.* Proceedings of SPIE 2006, Medical Imaging, San Diego, 2006.
[YZK03]	YEZZI, A., L. ZÖLLEI und T. KAPUR: *A variational framework for integrating segmentation and registration through active contours.* Medical Image Analysis, Seiten 171–185, 2003.
[ZCMO96]	ZHAO, H., T. CHAN, B. MERRIMAN und S. OSHER: *A Variational Level Set Approach to Multiphase Motion.* Journal of Computational Physics, 127:179–195, 1996.
[ZY96]	ZHU, S. C. und A. YUILLE: *Region Competition: Unifying Snakes, Region Growing, and Bayes/MDL for Multi-band Image Segmentation.* IEEE Transactions on Pattern Analysis and Machine Intelligence, 18:884–900, 1996.

MIX
Papier aus verantwortungsvollen Quellen
Paper from responsible sources
FSC® C105338

If you have any concerns about our products,
you can contact us on
ProductSafety@springernature.com

In case Publisher is established outside the EU,
the EU authorized representative is:
**Springer Nature Customer Service Center GmbH
Europaplatz 3, 69115 Heidelberg, Germany**

Printed by Libri Plureos GmbH
in Hamburg, Germany